六经方证观心鉴

徐凤新 著

中国中医药出版社
·北京·

图书在版编目（CIP）数据

六经方证观心鉴/徐凤新著 .—北京：中国中医
药出版社，2019.5

ISBN 978-7-5132-5396-3

I. ①六… II. ①徐… III. ①《伤寒论》–研究

IV. ① R222.29

中国版本图书馆 CIP 数据核字（2018）第273130号

中国中医药出版社出版

北京经济技术开发区科创十三街31号院二区8号楼
邮政编码　100176
传真　010-64405750
廊坊市祥丰印刷有限公司印刷
各地新华书店经销

开本 710×1000　1/16　印张 20.5　字数 254 千字
2019年5月第1版　2019年5月第1次印刷
书号　ISBN 978-7-5132-5396-3

定价　59.00元
网址　www.cptcm.com

社长热线　010-64405720
购书热线　010-89535836
维权打假　010-64405753

微信服务号　zgzyycbs
微商城网址　https://kdt.im/LldUGr
官方微博　http://e.weibo.com/cptcm
天猫旗舰店网址　https://zgzyycbs.tmall.com

如有印装质量问题请与本社出版部联系（010-64405510）

内容提要

　　本书编写所遴选的方剂，以经典经方和名老中医的传世验方为主，均经过作者的临床实证和思考。关于寒、温、时、验诸方的六经病位，主要依据主治疾病的病因病机，结合方证的整体功能、药证的特殊证治方向、各药在方中的主次地位等来分类，同时还参照传统约定俗成等综合进行划归。验案解构部分以《伤寒》六经方证观思维去辨析、解构经方、温病方、时验方的临床运用，观点新颖，贴近实际，文字流畅，内容可读性强，间有作者临证中所思所得锦言片语，相信能够引起业者的思考与共鸣。本书适合中医专业人士及爱好和学习中医者阅读参考。

王序

　　现代中医的临床发展，越来越注重临床治疗的准确性、有效性，而在整个中医治疗体系中，"方"无疑是代表中医特色的最重要一环。纵观几千年中医史，方剂随着临床实践深化而不断积累，方药应用的理论也日趋完善。从相传商周伊尹著《汤液经法》，到1973年湖南长沙马王堆三号汉墓出土的《五十二病方》，以及2012年四川成都老官山汉墓出土的《六十病方》，中医方剂嬗变的链条日渐清晰；从传世经典《黄帝内经》所载十三方，到东汉张仲景《伤寒杂病论》出世，终于融理法方药于一体，形成了中医经典而系统的"经方"体系，运用于临床千年而效用日彰。后世医家根据自身临床实践和理论特点，不断创新，明清时期又涌现出了独具特色的"时方"一派。不论组方严谨的经方、时方，还是其他简便实用的单方验方，都是根据中医君臣佐使的方剂配伍理论，针对具体病因病机而设。如何运用好、传承好前贤经验，并在临床实践中不断出新，是当代中医传承工作的一个重要课题。

　　本书作者徐凤新，早年就读于山东中医药大学中医文献专业。我那时正是中医文献研究所的青年教师，不但承担理论教学，还带教毕业实习。中医文献专业每届人数20人左右，但来自全国各地，他们视野开阔，思维敏锐，经常集体穿着"大医精诚"的文化衫活跃于校园之中，是大学里极为独特靓丽的一道风景。与徐凤新同学交往谈不上深，但仍记得课堂上那专注的眼神，他话语不多，但学习非常认真。毕业之后，听说他回到云南去了，或是做临床，或是做研究，并没有太多消息。当这本《六经方证观心鉴》摆到我书桌上的时候，徐凤新同学20年来的经历，在我面前渐渐清晰起来。看过本书的内容和后记之后，我知道了，徐凤新，这位曾兼职麻醉、心电图，以及始终冲在急诊急救第一线，做过业务副院长、院长，中西医知识在各种纷繁复杂的临床实践中不断丰熟的医者，那份在实践中去粗取精的执着，那份对中医药疗效的强烈自信。他自己在本书的后记中写道："看病和人生大抵一样，基本上是厚积薄发的一个过程。其中，厚积是永恒的主题。有了这样的堆垒和积淀，薄发之时会疾如闪电，艳若烟花。当然，这一切也需要消耗富足无扰、心静如水的时间，以及砥砺精勤不倦的韧性，方能抵达类似的高度与深度。"诚哉斯言！本书正是他在自身不断学习和临床实践的基础上，出入于寒、温、时、验之间，并在深入思考的基础上化裁变通、取精用宏的小结，言之有物，朴实无华。如《大医精诚》中所言"故医方卜筮，艺能之难精者也……必须博极医源，精勤不倦，不得道听途说，而言医道已了"，反映了一代青年学子学习中医所应有的基本态度和独立思考精神。

　　江山代有才人出。年轻一代中医人如何进一步提高自身的能力，是中医得以持续稳定发展的重要保证，希望本书的出版能给青年中医学子以启迪，对中医临床工作者能有一定借鉴意义，也希望徐凤新医生能在今后的临床工作中有更大的进步，在不断实践中写出更新更好的作品。适值本书出版之际，聊缀数语，以志贺忱。

泰山学者

山东中医药大学副校长

王振国

二〇一九年五一节

于山东中医药大学

自序

至今依旧清晰地记得在山东中医药大学求学期间，讲授《内经》的迟华基教授曾在某节课的穿插中提问："同学们，你们觉得中西医是否能够结合？"看到众人皆无回应，迟老师紧接着坚定地自答："我看能，因为中西医最终都得落实到人的治疗这一层面上来，仅是时间问题而已。"当时就在暗自腹诽，这和画饼式的答案有何区别？

进入临床后，随着在书本间的遥向私淑，江尔逊、赵绍琴、刘渡舟、胡希恕等当代最杰出的寒温大师的名字不断浮现在视野。有时便轻声自问：寒、温、时、验方之间，是否也存在一条可以统一的路径？甚至还曾无数次在心底模拟过这样的一个场景：在同一季节，同一时间，同一地点，面对同一位患者，同一种疾病，诸位大师轮番上阵，巅峰对决，既有经方学派纵横捭阖式的纯正刚猛，又有温病学派摘叶飞花般的轻灵平正，结果又会怎样。

而落叶无声，只有大师们的身影在书页间静静而来，又轻轻远去。

几番挣扎，思来想去之后，尽管当年迟老师的答案太过宽泛，但至少还是让我们看到了中西医存在结合机会的一线希望与曙光。而在寒、温、时、验方之间，除了也需落到实地去面对"人的治疗"这一特定临床层面外，尚有方证、药证可以沟通，可以对话。即便最终难以真正水乳交融，但还有中医原本深厚而葱郁的枝叶、藤蔓与根髓可以相互交织，可以缓缓聚淀。一路积攒下来，便有了眼前这本薄薄的集结。

实际上，本书从 2012 年初即已开始酝酿。但离开"体制"后，出于对职称与著述的无欲无求，以及几次诊所搬迁等不断地颠沛流离，导致其间一直写写又停停，停停又写写。最致命的还是因为一直贪图在手机写作上的便捷，结果有一次，手机彻底崩盘，连个备份都没落下。以致两年前再次重拾时，连孩子都忍不住在旁多次提醒：爸，这次得多存几处，省得又不小心弄丢了，白费力气。妻更是一如既往地承揽了家庭和看诊外的一切大事小事，并不断安慰：能不能出版都没关系，但只要最后不遗憾就行。

当然，以《伤寒》六经方证观的思维去辨析温病方和时验方这样的尝试，对我目前的学验而言尚不够成熟，例举也不够充分，节点也不够明晰，声音也必定会很微弱。甚至包括为何一定非要用前者的思路，而非用后者的视角去认识和解构对方；以及诸方之间因历史渊源和构建的差异所带来的偏离等，也难以用三言两语就能自圆和诉说清楚。

远在公元前 3 世纪的下半叶，阿基米德先生曾经说过："如果给我一个合适的支点，我就能撬起整个地球。"但即便有了合适的支点，仅凭阿基米德先生一人，也未必能如愿以偿。中西医之间，寒、温、时、验方之间亦类此。美好的愿景已近在眼前，但却一直有如一汪深潭一般，一旦轻易涉足，则又会深不见边底，且不同的声音也将会此起彼伏，尚需更多、更远、更持久的努力。因此，从一开始就没试图去说服谁，更未想过以此来抹平经方、温病方和时验方之间所谓的对垒或差异。一切仅为建立在前贤大德之智慧的基础上，结合临床实证的堆彻和反复验证所得的一些零碎结果。最大的祈愿也仅是，倘若这一滴轻溅起的水花，能在某个契合的节点，拂起读者心头的一丝清凉，一切便已足矣。

本书的付梓，需要感谢的是中国中医药出版社领导和编辑所付出的辛劳，以及给予的种种帮助。同时还要对不遗余力传承宝贵良方集验的大师们致以最高的敬意。

古语云：大道至简。

历经一代又一代的大贤和智者们殚精竭虑而来的寒、温、时、验方等，亦属大道之一，且至平、至简、至淡、至真，当遍地盛开，是为序。

徐凤新

2018 年 7 月于大理仁瑞堂

目 录

一、本书所遴选的方剂，以经典经方和名老中医的传世验方为主，均经笔者临床实证。但这些方的具体应用，必须在准确辨证的前提下方能发挥最大效用。

二、方剂的适用范围大多极为广泛，限于篇幅，本书所举的方剂，或详于方证，或详于药证，或详于病案缕析，或详于方剂本身的某个特殊应用等，多方面展开，同时最终以服务临床实践为核心，其余则不再过多赘述。

三、寒、温、时、验诸方的六经病位，主要依据主治疾病的病因病机，结合方证的整体功能、药证的特殊证治方向、各药在方中的主次地位等来分类，同时还参照传统约定俗成等综合进行划归。

四、出于尊重的原则，所有引方和文献皆说明出处、作者。因此，不再一一列注所参考的文献，谨在此一并致谢。

五、为便于学习，所涉方证的原始条文，以及相关药证等，尽可能罗列详尽。

六、引方后的加减多为笔者经验。原方的具体应用和加减敬请阅读原著。书中验案均为笔者的临证实践，并以近年来最新的，以及具有一定诊疗特色的医案为主。

七、为方便应用，方中药物剂量大多为笔者临床常用量，仅供参考。特别是毫无中医基础的同志，切勿随意照搬使用。

八、以《伤寒》六经方证观思维去辨析、解构和运用温病方、时验方，前贤的经验能够借鉴的不多。对笔者而言，一切仅为建立在前贤大德之智慧的基础上，结合临床实证的堆砌和反复验证所得的一些零碎结果，这既是全书最大的亮点，又是一次全新的尝试，错漏之处，敬请各界同仁品鉴和不吝批评指正。

靖眩汤证——内耳眩晕案

◆ 方药组成

　　柴胡10g，黄芩5g，茯苓15g，制半夏10g，生姜10g，党参15g，白术10g，大枣10g，泽泻12g，陈皮10g，钩藤12g（后下），天麻12g，菊花10g。

◆ 用法

　　分3次水煎，温服。眩晕平息后，可作蜜丸，缓缓调治。

◆ 运用要点

　　证属枢机不利，饮浊上犯，逆冲清窍。症见头晕目眩，视物昏花，如坐舟车，稍一转动头部或睁眼，症状加重，甚则恶心呕吐，可伴耳鸣、出汗、面色苍白，舌淡苔白，或苔白而厚腻，脉弦或弦细。临证以头晕目眩、视物昏花，甚则恶心呕吐、舌淡苔白或苔白而厚腻为运用眼目。

【 六经方证病位 】

主治少阳枢机不利，太阴水饮冲逆之证，划归少阳太阴合病之方。

【 方证辨析 】

靖眩汤又名柴陈泽泻汤，由四川籍经方大师江尔逊先生创制，本方组成中的剂量为江老常用量。江尔逊先生根据风、火、痰、虚致眩的特点，方选小柴胡汤合泽泻汤、二陈汤、六君子汤、小半夏加茯苓汤五方合为一炉，同时加味钩藤、菊花、天麻而成。其中小柴胡汤和调少阳枢机，升清降浊，合六君子汤泻火实脾，补土制水，以竭其源；二陈汤、泽泻汤、小半夏加茯苓汤和降太阴水饮，涤饮止呕；钩藤、菊花、天麻平肝息风。诸药合用，风、火、痰、虚兼顾，则眩晕之证立可荡平。

【 临证札记与拾遗 】

一、初识和运用靖眩汤过程

笔者临证之初，习惯套用成方治疗内耳眩晕，有显效的，亦有久久无功的。偶然得阅《长江医话》载"眩晕小识"一文，选方即为"柴陈泽泻汤"，而那时尚不知江尔逊先生为何许人。但一经运用，临床效果十分惊人。曾治一患者，内耳眩晕反复发作多年，因患者家住医院附近，轻则三五天一次，重则一天两三次，经人搀扶入院，痛苦不堪，历经中西医各种治疗而无效。照葫芦画瓢，原方予以柴陈泽泻汤，加以情志疏导，间断服用数剂之后，不知苦疾何时消于无形。从发时天旋地转，举步维艰，到后来正常参加工作。2017年初，治一如坐舟车、恶心呕吐的患者，开方6剂，仅服1剂即愈，尚余5剂至今未服，病亦未再复发。至此，临证的20年间，一经方证相合，皆屡用屡验，无一失手。临床疗效之高，不输经方。

二、靖眩汤组方立意体会

靖眩汤由小柴胡汤与泽泻汤、二陈汤、六君子汤、小半夏加茯苓汤五方合为一炉，同时加味钩藤、菊花、天麻而成，其方药功用如下。

1. **小柴胡汤**　功能调畅三焦气机，升清降浊。主治眩晕症中头眩、恶心呕吐、心烦等。

2. **泽泻汤**　见于《金匮要略》："心下有支饮，其人苦冒眩，泽泻汤主之。"方由泽泻、白术组成。泽泻长于利水渗湿，白术长于健脾利湿，主治痰浊犯窍之眩晕。

3. **二陈汤**　中医通治痰湿为患之基础方。具有祛除全身各处痰浊，并消痰于无形，以及长于治疗痰浊引发的各种怪病等特点。

4. **六君子汤**　健脾利湿，和中化痰。具有补虚健运以促化浊，燥湿和胃降逆以化痰，标本皆顾的特点。

5. **小半夏加茯苓汤**　见于《金匮要略》28条："呕家本渴，渴者为欲解，今反不渴（《千金》作呕家不渴，渴者为欲解，本渴，今反不渴），心下有支饮故也，小半夏汤主之（《千金》云：小半夏加茯苓汤）"。30条："卒呕吐，心下痞，膈间有水，眩悸者，小半夏加茯苓汤主之。"41条："先渴后呕，为水停心下，此属饮家，小半夏加茯苓汤主之。"在本方中功能温胃蠲饮，祛痰止呕。

6. **钩藤配菊花**　钩藤味甘，性微寒，归肝、心包经，功能息风止痉，清肝热，平肝阳；菊花味苦甘，性寒，归肺、肝经，功能疏风清热，平肝明目，清热解毒。二药相合，在方中平肝阳，息风止痉，亦为临床治疗肝阳上亢型眩晕的常用对药。

现代药物研究表明，钩藤具有良好的镇静效果。笔者认为，钩藤对内耳眩晕急性发作时患者的情绪尚具有一定的镇静和抑制作用，有利于疾病的治疗。

7. **天麻**　味甘，性平，归肝经，长于息风止痉，平肝潜阳，祛风通络。其药性平和，不寒不热，凡肝风内动，头目晕眩，无论虚实新久，皆可辨证运用。

诸药共用，则可通治气机逆乱、正虚饮停、痰浊扰窍之证。

三、新拟基础方

靖眩汤一方，有关其中的泽泻，《神农本草经》谓："味甘，寒。主治风寒湿痹，乳难，消水，养五脏，益气力，肥健，久服耳目聪明，不饥，延年，轻身，面生光，能行水上。"《名医别录》谓："味咸，无毒。主补虚损五劳，除五脏痞满，起阴气，止泄精、消渴、淋沥，逐膀胱、三焦停水。扁鹊云：多服病人眼。"历代本草虽均言泽泻无毒，且宜久服，但鉴于泽泻长于利湿，能加速肾脏滤过率，重用和久用有损肾之弊，同时归结风、痰、虚多与气血瘀滞并存，以及内耳眩晕一证中，头晕、恶心、呕吐等症尤为急迫，故新拟一基础方：柴胡12g，黄芩10g，茯苓15g，半夏15g，生姜18g，党参10g，苍术10g，大枣30g，川芎30g，代赭石12g（先煎），羌活6g，炙甘草6g。其中几味药物运用要点如下。

代赭石：既可降上逆之肺气而平喘，又长于降上逆之胃气而止呕、止呃、止噫。短期酌加，可快速加强全方重镇降逆止呕之功。

川芎：性味辛温香燥，走而不守，既能行散，又入血分，上行可达巅顶，下行则可达血海。其活血行气、祛风止痛的作用部位较为广泛，适宜于瘀血阻滞的各种病症。方中重用川芎入脑，活血畅气，祛风除湿。

羌活：《本经逢原》云："羌活乃却乱反正之主帅，风能胜湿，故羌活能治水湿。"沽上名医李少川教授认为，羌活归经膀胱，而十二经脉中唯足太阳膀胱经入颅络脑，羌活可透颅，引领诸药直达病所。少量加入方中，具有引药上行，涤除逆扰清窍之饮，并有畅气化浊之功。

全方和调枢机，升清降浊，阴阳同调，风、火、痰、虚、瘀兼及，长于降浊止呕，有利于快速消除内耳眩晕一证中头晕、恶心、呕吐等相对急迫之症。饮水思源，亦属宗江老之法而得。

【验案解构】

杨某，女，46岁，2017年10月25日初诊。反复发作性头晕1年余，经某市级医院诊断为"脑供血不足"。其间数度住院治疗，但仍反复发作并加重，经人介绍来诊。刻诊：痛苦面容，需人扶行，稍动则头目晕旋，如坐舟车，伴恶心欲吐，心慌，乏力，纳眠差，舌淡，苔厚腻，舌底静脉瘀曲，脉弦细。血压：150/90mmHg。

六经辨证思维及诊治

头目晕旋，如坐舟车，伴恶心欲吐，纳眠差，脉弦细，为少阳病，少阳枢机不利，升降失司。

舌底静脉瘀曲，为阳明病，瘀浊不化。

心慌，乏力，舌淡，苔厚腻，为太阴病，水饮作祟，饮逆凌心。

四诊合参，共为少阳阳明太阴合病，证属枢机不利，浊瘀上犯。方用小柴胡合泽泻汤加味。柴胡20g，黄芩10g，半夏12g，生姜10g，党参10g，大枣30g，炙甘草6g，泽泻30g，苍术12g，川芎15g，吴茱萸2g，羌活4.5g，天麻10g，代赭石12g，10剂，水煎服。自制中药粉剂"脉络通散"1料，每次3g，温开水吞服，睡前服，日1次。

第三日时，其同村邻人来诊，诉其仅服药一剂，诸症悉减，纳食大开。

2017年12月2日复诊，诉药服完6剂，眩晕及诸症悉平，且再未复发，并已正常从事劳作20余日。要求巩固继服，减泽泻，继拟10剂。

按：内耳眩晕一病，中医辨证属"眩晕"范畴。对此，江老之靖眩汤与笔者自拟方均以小柴胡汤为主方，酌事加减后契合风、痰、虚、瘀致眩的特点，方证相合，确可效如桴鼓。

本病在劳累后易于反复发作，愈后可服四君子汤、六君子汤等以资巩固。同时，女性的临床发病率多高于男性。此外，平素易于晕车晕船者，发病的比例也相对高，问诊时需详察。因易于晕车晕船者，多属素体亏虚或水饮素盛体质，这也是笔者临证运用靖眩汤的另一重要体征和问诊的窍门。

小柴胡汤证——唐氏综合征案

◆ **方药组成**

柴胡20g，黄芩10g，半夏12g，党参10g，炙甘草6g，大枣10g，生姜10g。

◆ **用法**

原方，上七味，以水一斗二升，煮取六升，去滓，再煎，取三升，温服一升，日三服。现代用法，水煎温服。

◆ **运用要点**

证属邪在少阳半表半里。症见往来寒热，胸胁苦满，默默不欲饮食，心烦喜呕，口苦，咽干，目眩，舌苔薄白，脉弦者；或妇人伤寒，热入血室，经水适断，寒热发作有时；疟疾、黄疸等内伤杂病而属少阳病证者。临证以往来寒热、胸胁苦满、默默不欲饮食、心烦喜呕为运用眼目。

【六经方证病位】

主治邪在少阳半表半里之证，划归少阳病之方。

【方证辨析】

小柴胡汤出自《伤寒论》，为最常用的经典经方之一。方中柴、芩合用，功能疏利少阳气机，清解半表半里之邪热；半夏与生姜相合，则能和胃降逆化饮；参、草、枣三药补中益气，逐邪外出。具有阴阳和燮、寒热并用、疏补兼施、气血共调的组方特点。

【临证札记与拾遗】

小柴胡汤分别见于《伤寒论》37、96、97、98、99、100、101、103、144、148、149、229、230、231、263、265、379条，以及《金匮要略》十五·21、十七·15、二十一·2中。主证为往来寒热，胸胁苦满，默默不欲饮食，心烦喜呕，口苦，咽干，目眩，脉弦细。为便于记忆，其七证一脉，可简称为柴胡八证或少阳八证。

一、小柴胡汤特点及使用注意事项

1. **功能与病位** 小柴胡汤功能和调枢机，通上彻下，燮理阴阳。有关其证治病位病性，北京中医药大学裴永清教授谓之"上可及于头目，中可见于胸胁，下可达于血室，外可解太阳之表，内可和阳明之里"，堪称内、外、妇、儿、五官和皮肤等科无疾不疗之良方。更有许多医家，常年以小柴胡汤一方统治临床诸疾，而被人冠以"某柴胡先生"。其适应证之宽泛，由此可见一斑。

2. **剂量比例** 小柴胡汤方中诸药的剂量，以汉制一两折合15.625g或3g的争论一直不休。无论是取之15.625g，还是3g，伤寒大家刘渡舟先生所倡的有关小柴胡汤中各药的配比比例，即柴胡剂量不宜太多，但应大于参、草之和，以及"大枣不能多，生姜不能少，否则甘胜于辛，解郁散火之效就会受到影响"的原则，值得遵循与堪法。

3. **方中人参** 小柴胡汤证既有气机失调，又有邪传入里之虞，而方中仍用人参，一是取意补土固本，先安未受邪之地，防邪内传；二是补虚，驱邪外出。故清代医家徐灵胎曾云"小柴胡汤之妙在人参"。由此，从整体功效上看，小柴胡汤证传统虽定性是少阳病之方，但结合药证，实则也可看作是少阳太阴合病之方。

4. **柴胡劫肝阴** 有关柴胡劫肝阴之说，据毛进军先生在《思考经方》中归纳，乃从明代张鹤腾所著的《伤暑全书》序言中首见，后清初名医林海重刊此书时讲授，其门人弟子周扬俊在其著述《温热暑疫全书》中再次提及，及至温病学大家叶桂（天士）、吴瑭等人亦受此影响不浅，并有愈演愈烈之势。

实际上，柴胡长期单用或超量使用时，所谓的劫肝阴之弊或许有之，但方证相合，常规剂量合诸药于全方并进时，为有制之师，即便久用也无此弊。同时，若严格遵循柴胡临证应用的三段量，即清退邪热用量为20~30g，解郁疏肝用量为10g，升阳举陷用量则以3~6g为宜，亦无此弊。

5. **方后注"去滓再煎"** 小柴胡汤方后注，明确要求去滓再煎，通俗的解读认为此举意在延长煮药时间，使药性醇和，体现和解之义。而在《伤寒论》中要求去滓再煎的，除了小柴胡汤外，尚有大柴胡汤、柴胡桂枝汤、旋覆代赭汤、竹叶石膏汤及半夏泻心汤、甘草泻心汤、生姜泻心汤，共计八方。纵观此八方有两个共同特点，一是都可主治胃肠疾病或体弱之证；二是方中都含半夏。通过去滓再煎法，能使药液浓缩，减少服药的液体摄入总量，从而减轻对胃肠的刺激。但笔者认为，更为重要的还是因为半夏有毒，去滓再煎法可以避免其中的半夏药渣对胃肠病患者消化道黏膜的剧烈刺激。这样的认识是有根据的，因笔者的患者多来自农村，而云贵川地区的一些患者，出于节约及对药物的珍视，即便是最后的药渣也不忍丢弃，甚至还会认为那些煨了又煨、煮了又煮的药渣上面尚残留一定的治疗作用，以致部分人有喜欢嚼食药渣的习惯。仅近两年内，经笔者诊治的，先后就有5位开了小柴胡汤和三泻心汤的胃肠疾病患者，因自行咀嚼其中的半夏，顷刻便出现唇肿、咽痛、胃脘阵发性烧灼痛，严重者还出现难以出声、剧烈呕吐等症。虽经电话紧急告诉其用生姜一两，水煎浓服和频服，并多于1小时内即解除危情，但对原有胃病的患者则无异于雪上加霜。而且据笔者对此5例病患的分析，凡原本有老胃病和免疫力低下的患者，嚼食半夏药渣后，均有发病快、胃肠刺激更为剧烈、持续时间更长的情况。是以每用含半夏的方，均千叮万嘱告诫患者不能嚼食药渣，告诉其误食后的解救方法。这样的理解，或许会与仲景原意不符，但重在经实证而来。特别是关于不要嚼食半夏药渣的医嘱，不仅适用于要求去滓再煎的《伤寒论》八方，也应该适用于所有含半夏的方，同时还与历代本草对半夏毒性作用的认识相吻合。

二、小柴胡汤主治证解析

1. **有关往来寒热** 为少阳病最具特征性症状之一，指寒热交替，具有发热时不恶寒、恶寒时不发热的特征。对此，广州中医药大学李赛美教授参合前贤论点，将其总结为以下三种解读，即一是少阳位居半表半里，外连太阳，内接阳明，出于太阳则会恶寒，入于阳明则发热；二是少阳为阴阳之枢，病在三阳则发热，病在三阴则恶寒；三是正邪关系，正能抗邪，邪正相争则发热，反之，正不胜邪，无力与邪抗争则恶寒。但皆以正气不足，邪气阻遏枢机，升降开阖失度所致。其中主证恶寒多为患者的主观感受与表述，而发热则既可见于患者的主观感受，又可见于现代意义上的体温升高。

2. **有关胸胁苦满** 胸胁为少阳经循行所过，少阳经气不利，则会感觉胸胁胀满不适。但其为无形之邪，部位可在胸胁的一侧，也可两侧同时并现。现代运用多引申为偏身一侧不适为主证的疾病。苦满则为患者一种极其不舒服或难受状态的主观体现与描述。同时，在日本汉方医学许多相关的腹诊理论和研究中，有详尽的腹诊指征。

3. **有关口苦、咽干、目眩** 见于《伤寒论》263条："少阳之为病，口苦、咽干、目眩也。"口、咽、目均为空腔孔窍，病位属少阳半表半里，其证机为少阳经气不利，胆火上炎，涉及少阳经证和腑证郁热。而临床运用小柴胡汤治疗少阳提纲证时，效果往往欠佳。广州中医药大学何志雄教授主张用四逆散加黄芩，或黄芩汤加柴胡。笔者则多辨证运用简裕光老中医验方"柴胆蛎汤"。此方药仅柴胡、龙胆草、牡蛎三味。方中柴胡苦辛微寒主升，条达解郁；龙胆草苦寒主降，泄少阳郁火；牡蛎味咸性寒，咸能软坚散结，以消停饮，寒能清热益阴止渴。其中龙胆草与牡蛎相配，既有苦泻郁火之功，益阴止渴，又有软坚散结、消除停饮、湿热同治之妙，可治少阳胆腑郁热之证。

4. **有关脉弦细** 见于《伤寒论》265条："伤寒，脉弦细，头痛发热者，属少阳。少阳不可发汗，发汗则谵语。此属胃，胃和则愈。胃不和，烦而悸。"因少阳气郁，其气因郁而枢机升降开阖失伸，以致血脉拘急而见弦脉；又少阳病的发生，总以正邪相争、正气不足为根本，故见细脉。因此少阳病主脉为弦细脉。

当然，小柴胡汤证与少阳证并不能画等号，小柴胡汤证仅是少阳证最具有代表性和典型性的体现之一，但二者同时又密不可分，因此小柴胡汤八证与少阳八证常可互参互证。

【 验案解构 】

李某，男，2岁，2016年3月16日初诊。主诉：肢体、语言、智力等发育迟缓，西医确诊为唐氏综合征。

其母诉，在孕早期及孕中期的产前唐氏初筛检查时，诊断已然明确，但仍怀着一线希望而分娩。出生至今，患儿肢体、语言、智力等发育明显较同龄儿童迟缓。近两年来，病家多次在大理和昆明各大医院之间往返，不仅耗资较大，且无明显改善。经人介绍前来求诊。刻诊：外观体形、头围偏瘦小，毛发枯，眼距宽，斜视，山根低平，手背较枯黑，掌心纹理如常年干重活的老人一般粗乱。平素易怒、易哭闹不宁，易流涎，喜用手揉眼周，纳食差，进食难，眠中多惊、躁，易出汗，大便稍硬，小便黄，舌红少苔，脉细。诊查极其不配合，躁动不安。

六经辨证思维及诊治

患儿外观体形、头围偏瘦小，毛发枯，眼距宽，斜视，山根低平，手背较枯黑，掌心纹理如常年干重活的老人一般粗乱，肢体、语言、智力方面发育迟缓，属先天禀赋不足。并导致此类患儿喂养困难，脾胃功能吸纳较差，从而又有后天失养的客观存在。

平素易怒、易哭闹不宁，眠中多惊、躁等，为少阳病，气机郁滞。

喜用手揉眼周，大便稍硬，小便黄，舌红，为阳明病，阳明微热。

易流涎、出汗，纳食差，脉细，为太阴病，里虚失摄。

四诊合参，共为先天禀赋不足而显现于外之少阳阳明太阴合病。处以小柴胡汤加味：柴胡6g，黄芩3g，半夏3g，炙甘草3g，大枣10g，党参3g，山药10g，鸡内金6g，灯心草2g，龙骨9g，生姜3g，10剂，水煎服，2日一剂。

2016年4月20日二诊。年轻乐观的患儿母亲进诊所就欣喜地说，药后患儿饮食增加，汗出减少，比先前安静了许多，更懂事，交流更顺畅，诊后还在妈妈清唱的《小苹果》歌声中起舞。给了患儿两个大枣，一直朝我比着致谢的手势。此外，原来患儿的手背较枯黑，掌心纹理如常年干重活的老人一般粗乱，现颜色变白许多，掌心纹理也已接近正常，倒睫也改善了不少，而且不仅不拒药，用他妈妈的话说似乎还有点自觉。舌红，脉细。去上方中山药、鸡内金，加钩藤3g，白菊花3g，焦山楂10g，10剂，水煎服，2日一剂。

2016年5月19日三诊。肢体发育无明显改善，但反应、语言、饮食、睡眠等改变满意。按二诊方10剂继服，水煎服，2日一剂。

2016年6月11日四诊。主证与三诊相若。流涎、揉眼周次数、眠中惊、躁减少，饮食可，大便一日一次，小便可。舌红，脉细。去三诊方中灯心草，加蝉衣3g，继疏郁热。因其父母远在丽江做生意，来诊极不方便，病情、疗效稳定，要求多带药，遂拟方30剂，嘱其水煎服，2日一剂。

2016年9月26日五诊。智力发育迟缓、性子急躁、皮肤粗糙、目睛斜视等较一诊时已有改善明显，体重亦增加。但仍易急易怒，偶咳，纳食可，二便调，舌红苔白，脉细。思路不变，转调方为：钩藤4g，莲子心1.5g，白菊花3g，白茅根6g，蝉衣3g，百合6g，浙贝母2g，天麻3g，龙骨9g，焦山楂10g，30剂。

　　按：现代医学研究资料显示，唐氏综合征，也即21-三体综合征，又称先天愚型或Down's综合征，是由染色体异常（多一条21号染色体）而导致的疾病。患儿具明显的特殊体征，如眼距宽，鼻根低平，眼裂小，眼外侧上斜，有内眦赘皮，外耳小，舌胖且常伸出口外，流涎多。身材矮小，头围小于正常，头前、后径短，枕部平呈扁头。颈短、皮肤宽松。骨龄常落后于年龄，出牙延迟且常错位。头发细软而较少。前囟闭合晚，顶枕中线可有第三囟门。四肢短，由于韧带松弛，关节可过度弯曲，手指粗短，小指中节骨发育不良使小指向内弯曲，指骨短，手掌三叉点向远端移位，常见通贯掌纹、草鞋足，踇趾球部约半数患儿呈弓形皮纹。

中医并无"唐氏综合征"病名，也鲜见相关治疗经验载录。笔者刚接诊时，颇费思量。经长考后，从文献记载的相类病证"脑瘫""痹证"着手，紧抓患儿机体各方面发育迟缓、饮食差的先后天主因，以及根据患儿平素主要体现"易哭闹、烦躁不安、饮食差"等，选定主方为小柴胡汤，其理由在于以下几点。

1. 按《伤寒论》96条云："伤寒五六日，中风，往来寒热，胸胁苦满，嘿嘿不欲饮食，心烦喜呕，或胸中烦而不呕，或渴，或腹中痛，或胁下痞硬，或心下悸、小便不利，或不渴、身有微热，或咳者，小柴胡汤主之。"101条"伤寒中风，有柴胡证，但见一证便是，不必悉具。"契合小柴胡汤方证用药特点。

2. 分析小柴胡汤中诸药，可从《神农本草经》(简称《本经》)中所载的功用来看。

柴胡：味苦，平，主心腹，去肠胃中结气，饮食积聚，寒热邪气，推陈致新，久服轻身，明目，益精。

黄芩：味苦，平，主诸热，黄疸，肠澼泄痢，逐水，下血闭，恶疮疽蚀，火疡。

半夏：味辛，平，主伤寒寒热，心下坚，下气，喉咽肿痛，头眩，胸胀，咳逆，肠鸣，止汗。

生姜：《本经》未录生姜，仅于干姜条言生者尤良。但谓干姜：味辛，温，主治胸满，咳逆上气，温中，止血，出汗，逐风湿痹，肠澼下痢，生者尤良，久服去臭气，通神明。

人参：味甘，微寒，主补五脏，安精神，定魂魄，止惊悸，除邪气，明目，开心益智，久服轻身延年。

大枣：味甘，平，主心腹邪气，安中，养脾，助十二经，平胃气，通九窍，补少气少津，身中不足，大惊，四肢重，和百药，久服轻身长年。

甘草：味甘，平，主五脏六腑寒热邪气，坚筋骨，长肌肉，倍力，金疮肿，解毒。久服轻身，延年。

其中柴、芩清外透内，可清疏郁热，调理气机，又有姜、夏助柴、芩，以清少阳寒热，兼能祛痰饮和止汗，参、草、枣扶正祛邪，并可顾护和调补后天，而达补先天之功。且人参兼具开心益智之功。诸药合用则能通上彻下，燮理阴阳，和调气血。并能使"上焦得通，津液得下，胃气因和，身濈然汗出而解"，以除阳明微热。

3. 从本病例的证机综合分析，其所主要表现的少阳阳明太阴合病见证，应当为先天禀赋不足而显现于外的证，也即外证，而小儿又是"脏腑柔弱，易虚易实，易寒易热"，但总属纯阳之体。当外证郁热明显时，贸然峻补先天则反会失其所宜。而"和"之一法，可内外调和，以期透里逐邪，缓而图本，亦不失为正法。

4. 受台湾经方家张步桃先生擅用小柴胡汤治斜视、斜颈一类疾病的启示，用后疗效的确卓然。五诊时转调方，着眼以钩藤、莲心、蝉衣清疏少阳郁滞。菊花、浙贝、茅根清热化痰，以除微热。并加龙骨重镇安魂，百合、天麻补益神机，焦楂助食，合钩、莲等清而不峻、疏而不滞，合龙骨、百合、天麻，补而无碍。虽为自拟之方，亦可效法六经方证而用。

当然，从此病的严重和复杂程度审视，当归属为"坏病"之一。加之患儿幼小，患病后配合和依从度更是极差，导致四诊采集资料困难重重。虽然经旨对"坏病"的治疗大法早有"观其脉证，知犯何逆，随证治之"的明训，但临证时总常有：非六经全能概括其主证、非某方能通治其病的乏术和无所适从感。综合思量，亦唯有"和"之一法能胜此任。（本案治验曾载于《中医书友会》第1360期，不久后，患儿又前来进行了第6次复诊，至今状况依旧良好。）

桂枝汤证——汗证案

◆ **方药组成**

桂枝10g，芍药10g，炙甘草6g，生姜10g，大枣30g（擘）。

◆ **用法**

原方载：上五味，以水七升，微火煮取三升，去滓，适寒温，服一升。服已须臾，啜热稀粥一升余，以助药力，温覆令一时许，遍身漐漐，微似有汗者益佳，不可令如水流漓，病必不除。若一服汗出病差，停后服，不必尽剂；若不汗，更服依前法；又不汗，后服小促其间，半日许，令三服尽。若病重者，一日一夜服，周时观之。服一剂尽，病证犹在者，更作服。若汗不出，乃服至二三剂。禁生冷、黏滑、肉面、五辛、酒酪、臭恶等物。现代用法，水煎温服。

◆ **运用要点**

证属里虚不足，营弱卫强。症见发热，头痛，汗出，恶风，或鼻鸣，干呕，脉缓。临证以汗出、恶风、脉弱为运用眼目。

【 六经方证病位 】

主治里虚不足，营弱卫强之证，划归太阴病之方。

【 方证辨析 】

本方出自《伤寒杂病论》。方中桂枝味辛性温，芍药味苦性平，二者相合，功能补中益气缓急，调和营卫，伍以大枣、甘草，增强健中补虚之力。加味生姜，发汗散寒。诸药合用，共达外调营卫、内补中虚之功。

【 临证札记与拾遗 】

桂枝汤分别见于《伤寒论》12、13、15、17、19、24、25、26、28、29、42、44、45、53、54、56、57、63、91、95、162、164、234、240、276、372、387条，以及《金匮要略》呕吐哕下利篇36条、妇人妊娠病篇1条、妇人产后病篇8条。根据条文重点，临证上可将发热、汗出、恶风、脉缓归纳为"桂枝汤四证"。

一、药物使用频次

《伤寒论》中入方的前5位中药分别是：甘草（70次），桂枝（43次），大枣（40次），生姜（39次），芍药（33次），合起来正好是桂枝汤的组成。

二、服法要点

桂枝汤解外证之要点在于方后注"服已须臾，啜热稀粥一升余，以助药力，温覆令一时许，遍身漐漐，微似有汗者益佳，不可令如水流漓，病必不除"。其目的为：

1. 啜热稀粥可使谷气内充，以助药力。

2. 提出不可过汗。过汗则易损伤津液，除邪不尽外，尚会出现桂枝加附子汤主治的漏汗之证的严重病变。

3. 当调内证时，方证相应，一般无需啜粥亦能取效。

服法上，尚有药后宜温覆。中病即止，不必尽剂。外感重症者，则要一日一夜服，即日夜连续服用，以续药力。当服用桂枝汤无效时，除了审查辨证是否正确外，还需详参和遵循原方服法。

三、使用禁忌

据《伤寒论》第16、17、19条文相关论述，临床运用桂枝汤时，当有"三禁"，即太阳表实、湿热相合、里热炽盛时禁用。此三禁，亦适用于大多数辛温解表剂。

四、临床功用和病位解析

根据仲景条文分析，桂枝汤的功用主要有"解肌""发汗""解外""解表""攻表""救表""调和营卫""和解""救邪风"等表述。其临床功用一直是主要争议焦点之一。要充分解构桂枝汤的具体功用和病位，需结合以下方面分析。

1. **桂枝汤组成药物的药证** 桂枝汤由桂枝、芍药、甘草、大枣、生姜5味药组成，按《神农本草经》载录：

桂枝：味辛，温。主上气咳逆，结气，喉痹，吐吸，利关节，补中益气，久服通神，轻身，不老。

芍药：味苦，平。主邪气腹痛，除血痹，破坚积，寒热，疝瘕，止痛，利小便，益气。

生姜:《本经》未录生姜,仅于干姜条言生者尤良。味辛,温。主治胸满,咳逆上气,温中,止血,出汗,逐风湿痹,肠澼下痢,生者尤良,久服去臭气,通神明。

大枣:味甘,平。主治心腹邪气,安中养脾,助十二经,平胃气,通九窍,补少气少津,身中不足,大惊,四肢重,和百药,久服轻身长年。

甘草:味甘。平。主治五脏六腑寒热邪气。坚筋骨,长肌肉。倍力。金疮,肿,解毒,久服轻身,延年。

结合药证,方中除生姜外,桂、芍、枣、草均有补益作用。《伤寒论》中桂枝汤方后注须啜热粥,也意在充养谷气以助药力,使营卫得和、中虚得建而驱邪出表。

2. **桂枝汤组方特点** 方中桂枝升散,芍药苦降,一升一降,斡旋气血以补虚,和调营卫以驱邪,合姜、草、枣,药虽仅有五味,但集辛、甘、苦、温、散、降为一炉。且生姜一味尚有发表散寒之功,共用具有补中能散、散中能敛的制方特点,而达补中祛邪、安内攘外之功。

3. **参合桂枝汤类方证功用** 桂枝汤加减后形成的类方较多,计有桂枝加葛根汤、桂枝加厚朴杏子汤、桂枝加附子汤等20余方。从与桂枝汤方药组成最相近的小建中汤分析,小建中汤为桂枝汤倍芍药、加饴糖而成,而饴糖的原材料主要是小麦或大麦、玉米或糯米、红薯等,经蒸、晒、沉淀等工序制作而成。《名医别录》谓饴糖的药证为:味甘、微温。主补虚乏,止渴,去血。《日华子本草》谓:益气力,消痰止嗽,并润五脏。从其原材料和主要功效看,与桂枝汤方后需啜热粥实有异曲同功之妙,皆意在充养谷气,增强补虚之力。小建中汤在桂枝汤的基础上倍芍药,也是增强补虚而缓急痛之功,二方不应因此些微差异,而致方药的建制全变。赵洪钧、马堪温所著《伤寒论新解》在有关桂枝汤证上持这一观点。

其余如桂枝加附子汤、桂枝新加汤亦类此，皆有营弱卫强、中虚不固的证机贯穿始终。

4. 表虚不当发汗 桂枝汤的传统认识主要属太阳中风证也，即表虚证。但已有汗出而又属表虚的话，是不应当再发汗的，否则会犯虚虚之戒。而临床所谓病汗、正法的提法，多有穿凿附会之嫌。

5. 结合《金匮要略》 《金匮要略》载："师曰：妇人得平脉，阴脉小弱，其人渴，不能食，无寒热，名妊娠，桂枝汤主之。"其中阴脉小弱，从脉象上说明是虚证。又有其人渴，也是因津虚。仲景治以桂枝汤，也可说明桂枝汤属补虚剂，而非发汗解肌剂。

6. 芍药性味功效反推 从《神农本草经》药证看，芍药味苦，而苦性能泄。临床上许多患者，特别是脾胃素虚患者，服芍药或大剂量使用芍药后，都会有不同程度的腹泻症状，符合苦性泄下的特点。同时，入口咀嚼，芍药亦无酸味。传统所谓芍药味酸，与桂、草相合，酸甘化阴云云，也经不起推敲。那么基于以上认识的观点也就站不住脚。

7. 名家相关论点 尤在泾、吴谦认为桂枝汤属"安内攘外、助正气、祛邪气"之方。曹颖甫认为桂枝汤证机为"营阴内弱"，其余姜佐景、章次公、江尔逊等先生亦持相近观点。

临证上，清代医家叶天士依据"络虚则痛"为主要病机，而擅用桂枝汤治胃脘痛。儿科名家董廷瑶先生则擅用"倒治法"，即通过桂枝汤调营卫、促脾醒、补中虚，使厌食症患儿思食。可谓深得桂枝汤补中虚之妙。

综合以上，笔者认为传统将桂枝汤归为太阳病之方，主要是习惯将桂枝汤证与太阳中风画等号的定势思维使然。但实际上，桂枝汤证无非是治疗太阳中风最常见和最典型的方证之一，但不是唯一的方证。另外，如果将桂枝汤证专属划归太阳中风，那么就难以解释桂枝汤为何能治内伤杂证。相反，临床上，若症见发热、汗出、恶风、脉缓，不唯太阳中风，其余五经之病见此，均可无拘何经、无拘何病名、无拘外感和内伤而运用桂枝汤。传统所谓的桂枝汤外能调营卫，内能补中虚，实为面面俱到的说法。因此，桂枝汤的功用应为补中虚，调营卫，总属补益剂，六经方证病位应归属太阴病。传统所云的其具有"解肌、发汗、发表"等功用，实赖桂枝汤补中虚、调营卫以托邪外出之功而实现。

【 验案解构 】

张某，女，4岁，2011年9月11日初诊。手心、背部出汗3个月余，西医给予补钙，以及父母食补骨头汤，无效而来诊。刻诊：手心、背部出汗，以夜间为甚，性急躁多动，伴食欲差，眠中不时翻身，惊醒数次，大便尚可，小便晨起稍黄，舌淡，苔白，脉缓。查：外观形体偏瘦，咽喉部色白，山根静脉隐现。

六经辨证思维及诊治

手心、背部出汗，以夜间为甚，伴食欲差，眠中不时翻身，惊醒数次，舌淡，苔白，脉缓。为太阴病，太阴里虚，固摄失司。

性急躁多动，眠中不时翻身，惊醒数次，小便晨起稍黄。查：山根静脉隐现。为阳明病，阳明微热。

四诊合参，共为阳明太阴合病，证属太阴里虚，固摄失司，阳明微热。治宜调中补虚以固摄，微清阳明以疏热。处以：桂枝6g，杭白芍6g，炙甘草4.5g，大枣9g，生姜6g，莲子心2g，仙鹤草10g，3剂，水煎服。药后诸症悉减，二诊继服6剂而愈。

按：方中用桂枝汤补中固摄，合仙鹤草调补中虚；莲子心清阳明微热，兼能安神，清解而不伤正。其中仙鹤草一味，民间又称脱力草，功能收敛止血、补虚，尤宜于虚性体质者作为调补之用，同时，因其功能收敛，不唯止血，亦能止汗。

〇四

宁嗽汤证——寒痰咳嗽案

◆ **方药组成**

荆芥6g，前胡10g，白芥子10g，陈皮10g，桔梗10g，生甘草6g，白芍10g，法半夏10g，茯苓12g，杏仁10g，旋覆花10g。

◆ **用法**

水煎温服。儿童减量。

◆ **运用要点**

证属风寒犯肺，痰饮不化。症见咽喉发痒，咳嗽频发，咯吐白色稍黏痰涎，严重者胸塞气促而喘，舌淡苔白，脉浮或沉。临证以寒痰为患，无论新久之咳嗽、喘促、舌淡苔白为运用眼目。

【六经方证病位】

主治既有外寒犯肺，又有痰饮不化之证，划归太阳太阴合病之方。

【方证辨析】

宁嗽汤为经方大师江尔逊先生创制。方中荆芥、前胡、桔梗疏散太阳风寒，与白芥子、杏仁相合，化痰降气止咳；二陈汤理气化痰，以除太阴之饮浊；旋覆花降气，味辛能行，合荆芥诸药，宣达肺气以通肌表；芍药与甘草相合，属太阴用药，滋养肺阴，并舒利肺气。诸药合用，共达疏风散寒、宣肃肺气、化痰宁嗽之功。

【临证札记与拾遗】

宁嗽汤见于《经方大师传教录》一书，为江尔逊先生创制。

一、宁嗽汤体会

1. **方药构成**　江尔逊先生之宁嗽汤，由茯苓杏仁甘草汤、二陈汤、芍药甘草汤三方加味而成。

茯苓杏仁甘草汤：见于《金匮要略·胸痹心痛短气》篇，有"胸痹，胸中气塞，茯苓杏仁甘草汤主之，橘枳姜汤亦主之"。方证互测，从中可以看出茯苓杏仁甘草汤功擅化痰除饮、降利肺气，能除胸中气塞。但实际上，本方不唯治痰饮所致胸痹气塞，凡属痰饮为患的咳、喘之气塞不舒，用本方亦属合拍。

二陈汤：见于《太平惠民和剂局方》，具有燥湿化痰、理气和中之功。主治湿痰证，咳嗽痰多，色白易咳，恶心呕吐，胸膈痞闷，肢体困重，或头眩心悸、舌苔白滑或腻、脉滑等症，为中医祛痰最常用的基础方。

芍药甘草汤：见于《伤寒论》29条："伤寒，脉浮，自汗出，小便数，心烦，微恶寒，脚挛急。反与桂枝汤，欲攻其表，此误也。得之便厥，咽中干，烦躁吐逆者，作甘草干姜汤与之，以复其阳。若厥愈足温者，更作芍药甘草汤与之。其脚即伸。"二药益阴缓急，现代药物研究亦表明，芍药甘草汤能缓解支气管平滑肌痉挛以止嗽。

旋覆花：《神农本草经》谓其："味咸，温。主治结气，胁下满，惊悸。除水，去五脏间寒热，补中下气。"《名医别录》载："味甘，微温，冷利，有小毒。消胸上痰结，唾如胶漆，心胁痰水，膀胱留饮，风气湿痹，皮间死肉，目中眵䁾，利大肠，通血脉，益色泽。"善消结痰，降逆气。

鉴于旋覆花、白芍、甘草三药在全方中的重要作用，江尔逊先生曾云："使用本方时，诸药皆可增损，唯旋覆花、白芍、甘草3味为不可挪移之品。"但笔者认为，特别是当治疗喘证，痰气郁阻胸中，导致气道满闷不舒时，茯苓、杏仁亦不可轻易损减，否则其临床功效将大打折扣。

2. **加减法**　江尔逊先生有关宁嗽汤的加减法十分丰富，如乍寒乍热，加柴胡、黄芩；高热气喘，加麻黄、生石膏；发热咽痛，加金银花、连翘、射干等。临证时，笔者尚常用以下加减法。

（1）加牡蛎法：牡蛎味咸、涩，性微寒；归肝、心、肾经；质重镇降，可散可收。除具有敛阴、潜阳、止汗、涩精之功外，尚长于软坚、化痰、消阴。对寒痰胶结不化的久咳患者，常可酌加，亦无敛邪之弊。

（2）加代赭石法：既能降上逆之胃气而止呕、止呃、止噫，又可降上逆之肺气而平喘。旋覆花与代赭石相合，一为轻清之品，一为重坠之药，上下联动，消痰止喘之力尤著。结合仲景旋覆代赭汤原方分析，方中旋覆花用三两，代赭石用一两，二药最佳配比比例为 3∶1。因此二药相合而用时，可参照此比例。否则代赭石用量过重，一是有碍升降平冲，二是有碍胃气。

（3）加小麦法：《名医别录》谓小麦："味甘，微寒，无毒。主除热，止燥渴咽干，利小便，养肝气，止漏血唾血。"对剧烈咳嗽，持续时间较长者，仿厚朴麻黄汤之意，加小麦，取其味甘，以达缓急、解痉、止咳之功。

（4）化橘红易陈皮法：陈皮、橘红、化橘红三者中，《本草纲目》认为："橘皮，和中理胃药则留白，下气消痰药则去白。"传统共识如下。

橘皮，功能理气、调中、燥湿、化痰，长于治疗脾胃气滞湿阻所致的胸腹胀满、不思饮食、呕吐呃逆、咳嗽痰多等症。

橘红，气芳香，味微苦，温燥之性胜于陈皮，具有利气、消痰，兼发表散寒之功。适用于外感风寒、咳嗽痰多等症。

化橘红，《中国药典》载录：其性味"辛、苦、温，归肺、脾经，具散寒、燥湿、利气、消痰功能，适用于风寒咳嗽、喉痒痰多、食积伤酒、呕恶痞闷等症。"相对而言，其无发散之性，但性偏温燥，燥湿化痰之力较胜，兼能消食，故多用于风寒咳喘痰多、呕吐呃逆、食积不化、脘腹胀痛等症，尤宜于寒痰、湿痰所致的咳喘、痰多，胸膈胀闷。

笔者在宁嗽汤中常以化橘红易陈皮，意在加强化痰平喘之功。

二、临证札记

2016 年间，曾先后用此方加减治疗两位顽固性久咳患者，共同的特点是病因不明，病程长达十年之久，中西医、单偏验方等百药皆试殆尽，冷季和晨起前好发，剧咳之严重和时间之久，已到不咳反而让周围邻居不习惯的程度。同时遍查肺部 X 线、CT 等仅示轻微支气管炎外，再无明显异常。前后加减服用宁嗽汤 30 余剂，十年顽疾均得蠲除。

其余新久咳喘，亦皆应手而效。

【验案解构】

刘某，女，9岁，大理市人。2015年12月6日初诊，主诉：咳嗽4日。患儿4日前感寒后出现全身酸痛、发热，流涕，咳嗽，输液2日，热退，身痛减，但仍咳嗽、鼻塞，经人介绍来诊。刻诊：身微痛，鼻塞，流少许清涕，咽痒，咳声频发，咳白色黏痰，喉间堵塞感，遇冷及夜间加重，几难成眠，纳食一般，二便尚可，舌苔白，脉浮。

六经辨证思维及诊治

身微痛，鼻塞，流少许清涕，咽痒，咳声频发，遇冷及夜间加重，脉浮，为太阳病，风寒外袭，邪束肌肤。

咳白色黏痰，喉间堵塞感，苔白，为太阴病，痰浊不化，壅塞气道。

四诊合参，共为太阳太阴合病，证属风寒外袭，肺气失宣。方以宁嗽汤加味：荆芥6g，羌活4g，前胡6g，白芥子4g，陈皮6g，桔梗6g，生甘草3g，赤芍6g，半夏6g，茯苓10g，杏仁5g，旋覆花4.5g（包煎），3剂，日1剂，水煎服。药后而愈。

按：患儿平素属易感人群，每年频发感冒咳嗽，每经输液仍迁延难愈，此次药仅3剂，疗效出乎意料。至此之后，全家人每逢患疾时均来诊。

临床服用宁嗽汤时，特别是素体虚弱者和幼小患儿，偶有呕吐拒药或轻度泻下现象。对此，白芥子、旋覆花需减量并正确包煎旋覆花，还可酌加生姜。泻下者，一是由芍药引起；二是痰浊下行，随大便而走，属排病反应，一般均无需处理。明晓此理，事先交待，可减少不必要的误会。

三仁汤证——猫狗癣案

◆ 方药组成

杏仁10g，白蔻仁4g，薏苡仁12g，白通草4g，竹叶6g，厚朴6g，飞滑石12g，半夏10g。

◆ 用法

甘澜水八碗，煮取三碗，每服一碗。现代用法，白蔻仁后下，滑石布包入药，水煎温服。

◆ 运用要点

证属湿温。症见头痛恶寒，身重疼痛，胸痞，口淡不知食味，午后身热，状若阴虚，舌淡红，苔白，脉弦细而濡。临证以头痛恶寒、身重、胸痞、午后身热、舌淡红苔白、脉弦细而濡为运用眼目。

【六经方证病位】

主治湿温，病位偏于上焦，划归太阳阳明太阴合病之方。

【方证辨析】

本方为清代著名医家吴瑭（鞠通）根据《临证指南医案》中治湿三案的经验整合而得，并见于《温病条辨·上焦篇》。方中杏仁开宣上焦肺气，为方中主药；白蔻仁芳香入脾，且能辛散，助杏仁宣化上焦湿浊；薏苡仁、通草甘淡以渗下焦之湿，且薏苡仁能除身重疼痛；半夏、厚朴辛温，合白蔻仁燥中焦之湿，并佐制杏仁之润；竹叶微清郁热以除烦。全方组方特点有三：一是主证属湿重热轻，故以化湿为主，清热为辅；二是偏重利上焦肺气，以达气化湿亦化之功；三是根据上、中、下焦湿浊的轻重，以开宣肺气为主，辅以芳燥、淡渗，三法并用。

【临证札记与拾遗】

三仁汤见于《温病条辨》："头痛恶寒，身重疼痛，舌白不渴，脉弦细而濡，面色淡黄，胸闷不饥，午后身热，状若阴虚，病难速已，名曰湿温。汗之则神昏耳聋。甚则目瞑不欲言，下之则洞泄，润之则病深不解，长夏深秋，冬日同法，三仁汤主之。"

一、三仁汤用药思路及病位解析

三仁汤为吴鞠通治湿温首方，证机特点为湿重热轻，病位在气分。吴氏当时并未出方解，是以后世医家在解构三仁汤时认为：杏仁宣畅上焦，白蔻仁温通中焦，薏苡仁清利下焦，三仁共为方中主药。但实际上，主药应为杏仁一味。

1. **从出处分析**　三仁汤出自"上焦"篇中，顾名思义，当主治上焦肺气为主，绝非偶然或错篇。又叶天士在《临证指南医案》有关王姓一案中指出："亦三焦病，先论上焦，莫如治肺，以肺主一身之气化也。"从叶氏的案析思路看，应该贯穿了吴鞠通创制三仁汤时方意的始终。环顾三仁汤中诸药，论开宣肺气，唯有杏仁一味能担此责。

2. **从方后注分析**　吴鞠通在三仁汤后自注说："唯以三仁汤轻开上焦肺气，盖肺主一身之气，气化则湿亦化。"同样说明制方的主旨在轻开肺气，以求气化则湿亦化之功。因此，也离不开杏仁承担此重责，余药则难堪此任。

3. **从药性五行归属分析**　方中含白蔻仁、白通草、滑石、薏苡仁，过半的药物均皮色白而通肺，意在辅佐杏仁。选用性状轻扬的甘澜水煎药，也意在利上焦之气，唯恐相对质重的普通水饮逆阻上焦肺气。

4. **从其他药反证分析**

薏苡仁：张文选教授总结，叶天士用薏苡仁的经验：一是湿热痹阻经脉，身痛、关节痛；二是咳喘、咳血属湿热郁肺。吴鞠通应该受此影响不浅，选用薏苡仁即为治方证中"身重疼痛"而设，同时合白蔻仁健脾利湿，以除"胸闷不饥"。

白蔻仁：气味芳香，虽也能行能散，但主入脾经，且药仅用二钱，实难当君药之责。

因此，方中主药即为杏仁一味，三仁虽各为引领三焦之要药，但君臣之位，泾渭分明。

二、三仁汤禁法认识

《温病条辨》云："头痛恶寒，身重疼痛，舌白不渴，脉弦细而濡，面色淡黄，胸闷不饥，午后身热，状若阴虚，病难速已，名曰湿温。汗之则神昏耳聋，甚则目暝不欲言，下之则洞泻，润之则病深不解，长夏、深秋、冬日同法，三仁汤主之。"其中对午后身热，吴氏特别注明"状若阴虚"的字样，提示其与内伤发热之阴虚不同，不可按后者治疗。同时指出湿温不宜用汗、下、润三法，此即著名的治湿温"三禁法"。

对此，接下来需要澄清的问题是，方中杏仁质润，何以还为主药？笔者认为，纵观叶天士治湿温案，普遍的规律是：案中用杏仁时，或以半夏，或以厚朴，或以厚朴、半夏同用，以佐制杏仁之润。若仅用杏仁，无须用厚朴、半夏时，杏仁则多炒制，以去其性润之状。是以有制之师，无禁润法之弊。同时也在一定程度上说明所谓湿温治疗之"三禁法"仅是相对而言，绝非不可逾越雷池半步。

三、三仁汤不用风药的原因

对于一向擅长运用风药以达畅气、化湿、行血、化瘀、消滞之功的温病学家而言，三仁汤中又为何缺少类似羌、独、荆、防等疏风散湿之品？这个问题也值得深思。笔者认为：单纯湿邪为患，辅以风药确可显著提高畅气化湿之功。而从三仁汤证来看，证机主要是湿重热微，虽然风药可以畅气，但一样也会助火，是以不用风药。

【验案解构】

杨某，女，12岁，2016年5月29日初诊。头面、颈、四肢、背部散在白色皮疹一年余，经某三甲医院诊断为"猫狗癣"，并予以西药内服和外用（具体药物不详），无明显疗效，并有加剧之势。刻诊：全身散在白色皮疹，易脱屑，伴轻度瘙痒，舌淡红，舌体胖、苔白，纳食稍差，二便调，脉沉细。

六经辨证思维及诊治

中医无"猫狗癣"病名。患儿就诊时，已使用西药激素外用制剂一段时间，因此除局部皮疹外，几无证可辨。详细问诊，家长述其平素多眠睡，且入睡后难于唤醒。细察其舌体胖，苔白，脉沉细，果断辨为太阴病，属湿浊蕴肤为患，又纳食稍差，与三仁汤方证中"胸闷不饥"相似，遂以三仁汤为主方，药用：杏仁6g，白蔻仁3g（后下），薏苡仁10g，白通草3g，厚朴4g，半夏6g，南瓜子10g，雷丸3g（研末冲服），刺蒺藜9g，10剂，水煎服。前后二诊共处汤方20剂，后其外公因前列腺疾患和家人多次来诊，述患儿二诊时开具的药尚有4剂未服完，但全身皮疹早已完全消退，至今未发。

　　按：三仁汤可用于内、妇、儿、皮肤等科，为临床屡用屡验的良方之一，其应用范围和适应证之广泛，堪比经方中的小柴胡汤。而且在实证中尚存在一个有趣的现象：大多数的经方家不仅不排斥三仁汤，甚至还擅用和喜用三仁汤，如江尔逊、刘渡舟先生等即是如此。

　　临床上著名和广为流传的柴仁汤，由小柴胡汤和三仁汤相合而成。一治少阳枢机不利，一治湿热郁阻三焦气机，合为治疗湿热郁遏少阳枢机之证，疗效极其显著。

　　本案虽为太阴湿浊为患，但一是根据肺主皮毛，从肺而治；二是根据三仁汤主利上焦肺气，气化则湿化的思路而取效。因此，从中也说明，对于三仁汤方中的湿热，皆可按轻重的比例灵活加减，而不宜胶柱鼓瑟。同时，根据治上焦如羽的特点，使用三仁汤治疗上焦病证时，方中诸药用量宜轻，反之量重则效减，甚至无效。

○六

麦曲汤证——回乳案

◆ 方药组成

　　麦芽180g，神曲20g（研末另包），怀牛膝30g。

◆ 用法

　　麦芽微炒稍黄即可，且宜现炒现用。炒后用水煎煮麦芽、牛膝，再取汁分次冲服神曲，每日1剂。

◆ 运用要点

　　哺乳期结束要求回乳的女性，可伴乳胀、乳痛等。

【 六经方证病位 】

主治哺乳期结束，要求退乳，药力主入肝经循行部位，划归少阳病之方。

【 方证辨析 】

此方整合民间习用的退乳高效药麦芽、神曲和诸多名老中医经验而成，为便于记忆，定此方名。方中麦芽、神曲皆味甘性温，具健胃、消积化食之功；麦芽尚能疏肝回乳，因乳汁赖五脏之气运化营血阴津而成。麦、曲二药相合，主循少阳肝经，疏肝除胀，消积耗散，以化除富余营养，截断乳房供养。配合怀牛膝引药下行，则可达回乳之功。

【 临证札记与拾遗 】

一、退乳用生、炒麦芽和剂量

临证中，时常有哺乳期结束寻求退乳的女性自行前来购买麦芽，皆云别人介绍或家中老人口传，但大多弄不清麦芽一次用量的多寡，生用还是炒用，以及到底吃几次才能达到回乳之功。这些问题，笔者在刚临证时也曾困惑过。因为麦芽的一次用量有说50g的，也有说60g的，宜生用或宜炒用者也各执一词。至于吃几次才生效，更是难于回答。于是，类似"医生，怎么吃了那么多次的麦芽还是不管用"的抱怨便随之而来。后细习麦芽药证及查阅诸多老中医经验，才明白麦芽确有回乳之效，关键在于麦芽品质，以及其用法与剂量。

麦芽，为禾本科植物大麦的成熟果实经发芽干燥后的炮制品，以色淡黄、有胚芽者为佳。其回乳作用不在于生、炒与否，而在于品质和剂量的大小。但众多老中医经验倾向于微微炒黄后效用更佳。通常情况下，麦芽小量能消食开胃而催乳，生用时并能疏调肝气。大量则通过化积之功，循肝经消耗机体富余气血，使乳房缺失一定的营养供给物质而达回乳之功，但又无伤正之弊。《黄河医话》载老中医李历城经验：取生麦芽180g，微火炒黄，即炒即用，置砂锅内，加水1000mL，煎至500mL（先文火后武火，煎煮时间需20~30min)，滤出头汁。复加水800mL，煎至400mL，将2煎的药物兑在一起，分2次温服，服后令微汗出。其临床治疗百余人，均为2剂服完，即告痊愈。笔者仿此用量，所用皆现良效，渐少抱怨之声。

二、怀牛膝退乳原理

怀牛膝功能补肝肾，强筋骨，活血通经，引火下行，利尿通淋。其退乳原理可能是引血下行的功效的延伸。《中医杂志》2004年05期报道，以怀牛膝30g每日水煎服可回乳；山东中医药大学《中医妇科学》自编教材，用怀牛膝30g，麦芽150g，川牛膝12g，代茶饮治乳汁自出。

有关川、怀牛膝，《本经逢原》谓："怀产者长而无旁须，水道滞涩者宜之；川产者细而微黑，精气不固者宜之；川产者气味形质，与断续仿佛，庶无精滑之虞。"《本草便读》则有："怀牛膝根细而长，川牛膝根粗而大，欲行瘀达下则怀胜，补益肝肾则川胜耳。"《本草正义》云："牛膝之川产者，不专心滑泄见功，而宣通关节之利则一，颇为有利无弊，肝肾阴虚而机关不利者宜之。"临证用于退乳，可川、怀牛膝并用。

三、神曲退乳原理

《本草纲目》载神曲："妇人产后欲回乳者，炒、研，酒服二钱，日二即止，甚验。"遂合三药，去酒，以煎煮麦芽、怀牛膝之汁冲服神曲，疗效更佳。上述皆综合前贤经验，不敢贪功，仅鉴于其疗效之高，谨录于此。

据悉，西安老中医王幸福先生亦整合一回乳特效方：炒麦芽150g，神曲50g，牛肉250g。煮肉喝汤。据悉，服用1剂或2剂即能回乳，也堪称高效之法。

【 验案解构 】

杨某，女，28岁，2017年6月14日初诊。哺乳期结束要求退乳。开方麦芽180g，神曲20g，怀牛膝30g，2剂。交待具体用法。杨某眼现疑虑，诉已然自行服用麦芽多次无果，才来寻求治疗。问其用了多少克麦芽，但又说不清具体用量，只是感觉远没有现在开的量多。解释后半信半疑地离开。后隔数日，诉1剂后乳少，2剂服完愈。

按：临证束手无策，而又善于求解，往往也就意味着接近出路。就麦曲汤的组方而言，实无太多新奇之处，但重在简、廉、便、验，且按人类繁衍不息的法则来看，需求者必定一代接一代，祈愿妇孺皆知。明悉此法后，还需注意的是，购买时一定要买生麦芽，一是便于观察品质，以杜绝使用色差甚至霉变的麦芽。二是药房已然炒制好，陈放已久者，用之回乳效差或无效，以现炒现用者为宜。

○七

柴胆蛎汤证——火郁口苦案

◆ **方药组成**

柴胡10g，龙胆草3~9g，生牡蛎30g。

◆ **用法**

水煎服。

◆ **运用要点**

证属火郁。症见口苦口干，喜冷饮，胁肋胀痛，烦躁易怒，大便稍硬或便秘，小便色黄，舌苔黄厚微腻，脉弦数有力。临证以口苦口干、舌苔黄厚微腻、脉弦数有力为运用眼目。

【 六经方证病位 】

主治火郁之证，药证涉及少阳、太阴两经，划为少阳太阴合病之方。

【 方证辨析 】

本方为简裕光老中医所创制，其弟子四川省名中医余国俊先生多有阐发，用于治疗慢性胆囊炎和口苦专药专方，且对单纯性口苦，有效率高达十之八九。方中柴胡苦辛、微寒、主升，条达解郁；龙胆草苦寒主降，泄少阳郁火；牡蛎味咸性寒，咸能软坚散结，消除水饮，寒能清热益阴止渴。三药合用，共奏疏肝解郁、清泄郁火、益阴止渴之功。

【 临证札记与拾遗 】

一、经典经方治口苦不效

口苦为常见症状，中医多从肝胆湿热及《伤寒杂病论》等相关论述而治。其中《伤寒论》少阳病篇有"少阳之为病，口苦、咽干、目眩也"。《金匮要略·百合狐惑阴阳毒病脉证并治》则有"百合病者，百脉一宗，悉致其病也。意欲食，复不能食，常默然，欲卧不能卧，欲行不能行；饮食或有美时，或有不用闻食臭时；如寒无寒，如热无热；口苦，小便赤；诸药不能治，得药则剧吐利。如有神灵者，而身形如和，其脉微微"，治以百合地黄汤类方。而仲景又云："太阳中风，有柴胡证，但见一证便是，不必悉具。"似乎仅凭口苦，用以小柴胡汤、百合地黄汤即能取效，但普遍的问题是，用后大多皆若泥牛入海。甚至包括茵陈蒿汤、龙胆泻肝汤、柴胡疏肝散、丹栀逍遥散等也如此。这样的状况，想来许多临床医生都曾遇到。

随着临证的深入，笔者认为其原因主要在于以下几个方面。

1. 饮食习惯和忌口问题。通常情况下，口苦最常见于肝胆疾病患者，但结石和息肉之类等病灶未除，或胆道术后，均不忌口，喜食烤制油腻食品，或口感偏咸偏辛辣，俗称的重口味者。

2. 辨证不细，总局限于经云"少阳之为病，口苦、咽干，目眩也"，以及"但见一证便是"。一见口苦，便和少阳病提纲证、小柴胡汤画等号。而少阳病提纲证属少阳胆腑郁热，小柴胡汤则为扶正祛邪剂，虽擅调畅少阳枢机，但清泻少阳胆腑郁热之力不足。

3. 忽略了容易引发口苦的心血管、呼吸、内分泌系统及肿瘤等基础性疾病的存在。

4. 经常服用某种特殊药物，如安定类，也会造成口干口苦。如问诊不细，诊察不明，即便方证相应，也一样会碰壁。

二、柴胆蛎汤药证

临床上，口苦还经常伴有口干、口黏，存在于许多具有器质性病变的疾病中。柴胆蛎汤中药仅三味，但药专效宏，为治口苦良方。

1. **柴胡药证**　柴胡，与大黄、芒硝一起，为《神农本草经》中明确载录功能"推陈致新"的三种药物。大剂量使用时，长于升散解热，中等剂量时擅平肝疏肝，小剂量时则擅升阳举陷。柴胆蛎汤中主要用于平肝疏肝，以10g为宜。

2. **龙胆草药证**　龙胆草，味苦，性寒，入肺、肝经。功能清热燥湿，泻肝胆实火。为大苦大寒纯阴之品，对脾胃虚寒、阴虚、伤津等皆需慎用，亦不可久服和大量运用。据说，赵炳南先生早年曾治一患者，据其肝胆湿热炽盛而投用龙胆草15g，药后患者竟昏厥倒地，呼之不应，经处理后很快清醒，开口说的第一句话便是"苦死我了"。其药性之苦，可见一斑。近年来，临床服用龙胆草过量致恶心、呕吐及中毒致神经系统损害的病例时有发生。中国工程院院士董建华教授则擅用小剂量龙胆草，每用0.5~1g，不仅无伤胃之弊，反有开胃气之功。但用本方治口苦，龙胆草用量不能低于3g。

3. **牡蛎药证** 牡蛎，《神农本草经》谓其："味咸，平。主治伤寒寒热，温疟洒洒，惊恚怒气，除拘缓，鼠瘘，女子带下赤白，久服强骨节，杀邪鬼，延年。"《名医别录》载："微寒，无毒。主除留热在关节荣卫，虚热去来不定，烦满，止汗，心痛气结，止渴，除老血，涩大小肠，止大小便，治泄精、喉痹、咳嗽、心胁下痞热。"功能上，咸则能软坚散结，消除水饮，寒则能清热益阴止渴。剂量以30g为宜，且需生用。

笔者认为，柴胆蛎汤治火郁口苦的效果之所以优于小柴胡汤，根本在于龙胆草与牡蛎相配，既有苦泻郁火之功，益阴止渴，又有软坚散结、消除水饮、湿热同治之妙。

三、口苦的其他治疗

单纯性口苦，中医属"胆瘅"范畴，若据少阳病辨治和运用柴胆蛎汤、龙胆泻肝汤等百无一效者，笔者的经验是，尚可据少阳与厥阴互为表里，从厥阴出发，据证而治，方证结合。这样，乌梅丸、泻心汤类方、柴胡桂枝干姜汤等时常会有出人意表的疗效。

【 验案解构 】

赵某，女，61岁，2015年6月23日初诊。反复口苦口干1年余，遍查B超、血糖、血脂、电解质等无异常。平常多服用三黄片、黄连上清丸等，症状时好时坏，经人介绍来诊。刻诊：口苦口干，平素和夜间睡前必须大量饮水，否则第二天晨起时更为严重，伴乏力，烦躁易怒，纳食一般，眠差，大便尚可，小便多，舌红，有少许裂纹，苔薄黄，脉弦细数。

六经辨证思维及诊治

口苦口干，饮水多，烦躁易怒，苔薄黄，为少阳病，少阳气郁化火。

乏力，眠差，舌红，有少许裂纹，脉弦细数，为太阴病，阴津不足。

四诊合参，共为少阳太阴合病。证属少阳郁火化热，太阴津亏失濡。处以柴胆蛎汤加味：柴胡10g，龙胆草3g，生牡蛎30g，麦冬30g，生地黄30g，水煎服，3剂。

2015年6月30日二诊，口干口苦已减，但胃部隐隐不适，纳差。处以柴胡10g，茵陈10g，牡蛎30g，石斛30g，楮实子30g，沙棘15g，水煎服，3剂。

药后口苦口干明显减轻，继拟二诊方出入，前后5诊，共服药15剂而愈。

按：本案初看似符一贯煎方证，但一贯煎主要长于滋养肝阴，而清泄之力则不足，口苦也非其核心主证。

临证中，老年患者口苦的发病率极高。对于此类患者，方中龙胆草只宜少用和短用，不可久服。其中对龙胆草的用法和剂量，笔者一据体质强弱、年龄大小和脾胃情况，凡老年体衰和脾胃虚弱的，以1.5~3g为宜，或以茵陈10~30g易之，一样有效。二据舌质舌苔，舌质越红，苔越黄厚腻的，可用至9g，反之须减量。同时在使用本方时，据湿热常相胶着的特点，可据证合用三仁汤、五苓散去桂等加强化湿浊之功；郁热重时，可合升降散；阴虚夹湿热时，可合甘露饮；另结合老年人时常肾水不足、升腾无力的生理特点，适当合用滋水清肝饮，或加味滋肾水之品，如石斛、麦冬、枸杞、楮实子等。其他劳心思虑过度者，适当加以西洋参、酸枣仁等益气安神之品等，切实提高柴胆蛎汤的临床有效率，扩大其证治范围。当然，忌口、饮食、规律睡眠等，以及诊察是否服用某种特殊药物等，在本病的治疗中也不容忽视，同样需要引起重视。

桂枝加芍药汤证——痛经案

◆ **方药组成**

　　桂枝6g，芍药12g，大枣30g，炙甘草4.5g，生姜6g。

◆ **用法**

　　水煎温服。

◆ **运用要点**

　　证属表邪内陷太阴。症见发热汗出恶风、腹满时痛、腹部冷痛，腰酸，痛剧则面色苍白，恶心欲吐，喜温喜按，舌红，苔薄白，脉细或脉缓。临证以发热、汗出、恶风、腹部冷痛、喜温喜按、脉细或脉缓为运用眼目。

【 六经方证病位 】

主治表邪内陷太阴，以脾络不和为主之证，划归太阴病之方。

【 方证辨析 】

本方出自《伤寒论》，由桂枝汤倍芍药而成。方中桂枝汤补虚和营，托邪外出；倍芍药益阴，缓急止痛。诸药合用，共达补虚和营、理脾调中、缓急止痛之功。

【 临证札记与拾遗 】

桂枝加芍药汤见于《伤寒论》279条："本太阳病，医反下之，因尔腹满时痛者，属太阴也，桂枝加芍药汤主之"。

一、桂枝加芍药汤证焦点析

桂枝加芍药汤证为太阳病误下，表邪内陷太阴。但此方的特点是太阳表邪不甚，并以太阴腹满时痛为特征，六经方证病位属太阴病之方。与此对应的是，在桂枝加芍药汤证基础上又见阳明实痛的桂枝加大黄汤证，六经方证病位属阳明太阴合病之方。

1. **太阳太阴合病与太阴病之争**　传统认为桂枝加芍药汤证为太阳病误下，表邪内陷，证属太阳太阴合病。但结合桂枝汤分析，方中桂枝、芍药等量，药后需借热粥和温覆方能出汗，才达发汗解肌之功。而桂枝加芍药汤中，芍药用量为桂枝的两倍，无发汗之力，且方后也无啜粥与温覆的要求，意不在太阳，而主入太阴。同时，桂枝加芍药汤仅比小建中汤少一味饴糖，饴糖亦由粥、米、小麦等食材加工而得，与桂枝汤后啜热粥的性质是一样的，小建中汤证归属太阴病之方，桂枝加芍药汤亦同样应归属太阴病之方。

2. **芍药、大黄功能活血辨**　针对桂枝加芍药汤、桂枝加大黄汤证的争议焦点，即所加芍药、大黄的药证共同特点，许多医者提出此二药在方中的功用应为活血。从药证看：

芍药：《神农本草经》谓："味苦，平。主治邪气腹痛，除血痹，破坚积，寒热，疝瘕，止痛，利小便，益气。"《名医别录》载："味酸，微寒，有小毒。主通顺血脉，缓中，散恶血，逐贼血，去水气，利膀胱大小肠，消痈肿，时行寒热，中恶，腹痛，腰痛。"

大黄：《神农本草经》谓："味苦，寒。主下瘀血，血闭，寒热，破癥瘕，积聚，留饮宿食，荡涤肠胃，推陈致新，通利水谷道，调中化食，安和五脏。"《名医别录》载："大寒，无毒。平胃下气，除痰实，肠间结热，心腹胀满，女子寒血闭胀，小腹痛，诸老血留结。"

不可否认，二药均有活血之功，但对邪入太阴，脾络亏虚之证，如需活血，为何一定要选具有强泻之力的大黄和一定缓泻之力的芍药，而不用桃仁、丹皮、茜草之类。因此活血之说于理不通。另外，《伤寒论》280条有"太阴为病，脉弱，其人续自便利，设当行大黄、芍药者，宜减之。以其人胃气弱，易动故也。"为什么要减此二药呢？原因即在胃气本弱，再用此泻下之药，会犯虚虚之戒，是以减量，谨慎而行。以此反推，大黄、芍药功不在活血。加芍药，意在益阴缓急止痛；加大黄，意在轻泻热结。

2015年5月24日，笔者曾诊老家的表哥，因腹痛在当地医院、诊所输液一周，胀痛一直丝毫未减，并伴急剧消瘦。查见剑突下左第10肋处疼痛，呈胀痛为主，剧时牵涉背部，但喜按，伴口苦，偶有恶心、出汗、怕冷，舌淡少苔，仅舌体两侧有少许薄黄苔，小便黄，大便呈草绿色，纳食一般，眠差，脉弦沉，尚有力。辨为少阳阳明太阴合病，处以大柴胡合小建中汤加减，煎药取汁后，调入30g蜂蜜，分次温服，第二日中午饭时表嫂打来电话，述昨夜头煎服后一小时许痛止，至次日再服二煎后均一直未痛，后经州级某医院进一步检查为胃部多发性溃疡，经纯中药治疗，减大柴胡汤中柴胡为10g，大黄炒炭，共服大柴胡汤合小建中汤45剂而愈，至今未发。微信微博上发出此案后，不少同行均觉此两方合方差异太大，私下引发不少共鸣。实际上，临床中虚实并存，各显其道，这样的病例屡见不鲜。此案中大柴胡汤合小建中汤，一实一虚，两张经方合用，与桂枝加大黄汤证一样，桂枝、芍药、大黄亦并用，并不失和。

二、桂枝加芍药汤治痛经原理

桂枝加芍药汤临床用于治疗痛经，要充分解析其原理，需溯其源头：

1. 从条文云属太阴看，太阴病的提纲证为"太阴之为病，腹满而吐，食不下，自利益甚，时腹自痛。若下之，必胸下结硬"。太阴病本质为里虚寒，水饮停。而痛经发作时，契合太阴病主证之一"时腹自痛"的特点，剧时则恶心呕吐也不少见。

2. 桂枝加芍药汤为桂枝汤倍芍药三两而成，含小建中汤之意。桂枝汤"外证得之，调和营卫以解表；内证得之，调阴阳以和里"。此方倍芍药三两，监制桂之辛散，深入阴分，既补络虚，又调气血，可解虚寒性痛经之腹中挛急。诚如柯韵伯云："桂枝加芍药，小试建中之剂。"

3. 与桂枝加大黄汤相对应，太阴虚痛用桂枝加芍药汤，阳明实痛用桂枝加大黄汤。

4. 桂枝加芍药汤中含芍药甘草汤，芍药甘草汤功擅解除内脏痉挛性疼痛，且其腹证的范围极其宽广，既含剑突下中脘部，又含脐下腹部，甚至还可深入胞宫，以除痉痛，是以作为主方。

三、自拟方辨治痛经

对于许多年轻女性而言，最为困扰的问题之一便是，临近人生中的重要考期或关键时刻，恰逢经期，腹痛不堪，而一旦因此严重影响正常发挥，则悔恨终生。对此，笔者多用桂枝加芍药汤加减，并结合泡足疗法，极具效验。

1. **自拟方组成**　桂枝6g，芍药12g，大枣30g，炙甘草4.5g，生姜6g，蒲黄10g（包煎），丝瓜络10g。水煎温服。

另结合艾叶10g，红花5g，川椒5g，温水泡足用，每日1次。

2. **方义**　方中桂枝加芍药汤温中止痛；加味蒲黄活血止痛，佐丝瓜络理气通络，二药气血同调。诸药合用，共达温宫祛寒、活血理气之功。

3. **适应证**　月经前后或经期出现周期性腹部冷痛，腰酸，痛剧则面色苍白，恶心欲吐，头昏厥逆，平素易于畏寒怕冷，特别手足、腰腹部明显，小便白，舌淡苔白，脉沉细。临证以经行腹痛、畏寒怕冷、脉沉细为运用要点。

4. **运用效果**　临证20年，屡用屡验，治愈不下百例，私名"学子解忧汤"。2012年治一名14岁学生，每逢行经，腹痛难忍，无法上课和考试，严重影响学业。多方治疗不效而求治，予以本方3剂痛止。继拟6剂，下一行经周期前三天服用3剂，经期继服3剂，至今未发。侄女2017年高考，按日常推算，正逢经期，考前担心痛经影响发挥，也予此方三剂，结果考试期间月经毫无痛觉而下，最后顺利圆梦。

本加味方治疗痛经，具有价廉、高效且愈后很少复发的特点。配合足浴三味，疗效更佳。

【 验案解构 】

杨某，女，21岁，2017年7月21日初诊。反复发作痛经多年，加重2日。患者自13岁初潮起，每次行经均腹痛、腰酸难忍，经中西医各种治疗，时好时坏。其母因痹证，以及自身腹痛不舒，遂一同前来求治。刻诊：经行第2日，色黑，量少，有血块，腹痛，腰腹部和四末冰冷，得温稍舒，面色苍白，纳眠一般，二便可，舌淡苔白，脉弦细。

六经辨证思维及诊治

经行腹痛，腰腹部和四末冰冷，得温稍舒，面色苍白，舌淡苔白，脉弦细，为太阴病，里虚寒，胞宫失养。

月经色黑，有块，为阳明病，气滞血瘀。

四诊合参，共为阳明太阴合病。证属寒凝胞宫，气滞血瘀，处以自拟"学子解忧汤"加味：桂枝6g，芍药12g，大枣30g，炙甘草4.5g，生姜6g，蒲黄10g（包煎），丝瓜络10g，党参10g，熟地12g，续断12g。6剂，水煎服。另取足浴三味，3剂，泡足用。服药仅一剂，痛减大半。

2017年8月16日二诊，诉药后而愈，现临近经期，遵医嘱要求巩固。原方稍加减，继拟6剂，即服3剂，经行时再服3剂，月信无痛而下，至今未再复发。

按：痛经一证，对先天机体发育尚不成熟的年轻女性而言。

其主要原因多为瘀、虚两端。其中虚为天癸、胞宫、肾气虚弱。另外，后天则多因饮冷贪凉，日常不注意防寒保暖，冬穿夏装及经期前后不遵医嘱洗头洗澡，其中特别是洗头，为众多女性所忽视，加之生活不规律等，日久寒凝胞宫，月信而痛。

本方常可加味熟地合续断、熟地合女贞子、续断合菟丝子等药对，加强暖宫补肾，从本而治。气虚则可加人参、黄芪、仙鹤草；血虚加当归、阿胶、鸡血藤；瘀重加泽兰、益母草、茜草等。

○九

苏芩汤证——外寒内滞案

◆ **方药组成**

紫苏梗12g，黄芩12g，葛根12g，竹茹12g，法半夏10g，茯苓12g，川厚朴5g，枳壳5g，大腹皮12g。

◆ **用法**

水煎温服。骨酸痛加木瓜12g，桑枝30g；小便短赤加木通12g；呕闷加砂仁6g；咳嗽加桔梗12g。成人1剂，小孩半剂或1/3剂。

◆ **运用要点**

证属寒温冷暖失调，肠胃不和。症见发热、呕吐、纳呆、泄下、肢体倦怠、筋骨酸痛等，舌淡，苔白，脉浮或濡细。临证以发热、呕吐、纳呆、泄下、舌淡、苔白、脉浮或濡细为运用眼目。

【六经方证病位】

主治寒温冷暖失调，肠胃不和，结合药证，划归太阳阳明太阴合病之方。

【方证辨析】

本方见于《南方医话》刘惠纯录，但为广州黎愈老中医创制之方。方中苏、葛解表畅气；芩、竹微清里热，与苏、葛相合，平调寒热，和解表里；夏、苓含二陈之意，燥湿健脾，祛太阴痰湿；朴、壳、大腹皮化气行滞，宣畅气机。诸药合用，共达解表清里、畅气化浊之功。

【临证札记与拾遗】

苏芩汤为黎愈老中医结合岭南当地气候、饮食习惯等特点而创制。其谓本方统治六淫之邪皆合，应用极广，占黎老日常门诊处方率六成以上，疗效显著，特别在儿科的应用率极高。

一、苏芩汤证体会

苏芩汤药物组成及方意看似平淡无奇，但构思层次分明，具有寒热同调、表里同治、升降相因、畅气化浊、诸经兼及等特点。

1. 药证

苏梗：归肺、胃经，功能行气宽中，行气止呕，兼能安胎。用于脾胃气滞、胸闷呕吐等症。其发汗解表之力不及苏叶，但长于宽利胸膈，和胃止呕。在方中行气宽中，理气止呕。

黄芩：《神农本草经》谓："味苦，平。主诸热，黄疸，肠澼泄痢，逐水，下血闭，恶疮疽蚀，火疡。"在方中主治烦热，兼治热痞或热利。

葛根：《神农本草经》谓："味甘，平。主消渴，身大热，呕吐，诸痹，起阴气，解诸毒。"在方中解肌退热，兼能升阳举陷。

竹茹：归脾、胃、胆经。功能清热化痰，除烦止呕，安胎凉血。在方中微清痰热，除烦止呕。

半夏：《神农本草经》谓："味辛，平。主伤寒寒热，心下坚，下气，喉咽肿痛，头眩，胸胀，咳逆，肠鸣，止汗。"在方中平调寒热，止咳行气。

茯苓：《神农本草经》谓："味甘，平。主胸胁逆气，忧患，惊邪恐悸，心下结痛，寒热，烦满，咳逆，止口焦舌干，利小便，久服安魂魄养神，不饥，延年。"《名医别录》载："无毒。止消渴，好睡，大腹淋沥，膈中痰水，水肿淋结，开胸腑，调脏气，伐肾邪，长阴，益气力，保神守中。"功能健脾利湿，消肿止泻，养心安神。在方中健脾利湿。

大腹皮：归脾、胃、大肠、小肠经。功能行气宽中，利水消肿。在方中行气宽中。

陈皮：归肺、脾经。功能理气健脾，燥湿化痰。在方中理气健脾，以除胸闷呕恶、纳呆诸症。

厚朴：《神农本草经》谓其："味苦，温。主中风，伤寒，头痛，寒热，惊悸气，血痹，死肌，去三虫。"《名医别录》载："大温，无毒，主温中，益气，消痰，下气，治霍乱及腹痛胀满，胃中冷逆，胸中呕逆不止，泄痢，淋露，除惊，去留热，止烦满，厚肠胃。"功能健胃消食，行气宽中，燥湿化痰。在方中健胃消食，行气宽中。

枳壳：归肺、胃经。功能理气宽中，行气除胀。在方中理气除胀。

2. **方证特点**　全方药仅9味，根据药证分析，寒、热、呕、痞、泄、烦、胀、滞、痰等兼及，但以寒热失调、呕痞胀滞为主。病位涉及上、中二焦，并以中焦为主。且药性平和，清而不峻，行气而破气，无伤正之弊。加减后尚具寒热同调、表里同治、升降相因、宣畅气机等方证特点。

二、临证运用

习用以来，临床疗效十分显著。2017年4月3日治一例外感风寒、内伤食滞引发高热的5岁患儿，处以此方3剂，一剂后即热退，剂尽后诸症悉除。近期又治一感寒后，发热、呕吐、泄泻的男性成人患者，加味生姜10g，灶心土30g，一剂热呕除，泄利止而愈。

【验案解构】

杨某，女，2岁，2011年9月16日初诊。发热，伴呕吐2日。患儿2日前因进食糯食及夜间感寒后出现发热、呕吐，自服藿香正气水半支，小儿健胃消食片3粒，呕吐稍止，但仍发热伴不时打嗝而来诊。刻诊：发热（38.5℃），呃逆，口中有酸臭味，乏力，口微渴，眠差，大便偏硬，小便黄。舌淡苔白，脉细数。查腹部微胀，山根静脉显露，指纹青，隐现气关。

六经辨证思维及诊治

发热，舌淡苔白，为太阳病，外感风寒。

呃逆，口中有酸臭味，口微渴，大便偏硬，小便黄，脉细数，为阳明病，食滞化热，胃失和降。

四诊合参，共为太阳阳明合病，证属外寒内滞，食积化热，胃失和降。处以苏芩汤加减：紫苏叶6g，黄芩4g，葛根6g，竹茹4g，法半夏6g，茯苓6g，川厚朴5g，枳壳5g，大腹皮6g，焦三仙（各10g），3剂，水煎服。药后热退，诸症减，唯饮食稍差，以六君子汤加味善后，3剂而愈。

　　按：苏芩汤，除采用黎愈老中医加减法外，风寒重时，可用苏叶易苏梗，或叶、梗同用；食滞重加味焦三仙，泄下明显加灶心土；热结重加大黄、芒硝；气虚合四君子类方；妊娠呕恶加生姜、吴茱萸等。其余湿、热、痰等诸邪为患，亦可灵活加减变通。

一〇

香附旋覆花汤证——悬饮轻证案

◆ **方药组成**

　　生香附子10g，旋覆花9g（包煎），苏子10g，陈皮10g，半夏12g，茯苓12g，薏苡仁15g。

◆ **用法**

　　原方，水八杯，煮取三杯，分三次温服。腹满者，加厚朴。痛甚者，加降香末。现代，水煎温服。

◆ **运用要点**

　　证属伏暑、湿温胁痛，饮停胁下。症见胁肋疼痛呈掣痛，以体位变化，如翻身、转侧、疾走等时牵涉，严重者则一呼一吸亦掣痛不已，剧如刀割，呈痛苦面容。或咳或不咳，咳时多有泡沫样白色痰，舌淡苔白，脉弦紧或沉。临证以胁肋疼痛呈掣痛，伴随体位变化，如翻身、转侧、疾走等时牵涉加重，严重者则一呼一吸亦掣痛不已等，为运用眼目。

【六经方证病位】

主治饮证，病位在牵涉少阳经所过胁肋部位，划归少阳太阴合病之方。

【方证辨析】

香附旋覆花汤为清代名医吴鞠通创制。方中香附、旋覆花理气通络，主治胁肋疼痛、寒热邪结；苏子、杏仁降肺气，化停饮；半夏、陈皮、薏苡仁、茯苓涤除太阴湿饮，茯苓又可健脾除湿。诸药合用，走少阳，通经络，逐痰浊，利太阴，共达通络逐饮、调肝健脾之功。

【临证札记与拾遗】

香附旋覆花汤见于《温病条辨·下焦篇》41条："伏暑、湿温胁痛，或咳或不咳，无寒但潮热，或竟寒热如疟状，不可误认柴胡证，香附旋覆花汤主之；久不解者，间用控涎丹。"吴瑭称此方为"苦辛淡合芳香开络法"。

一、香附旋覆花汤药证解析

1. 香附配旋覆花

香附：《本草纲目》谓："香附之气平而不寒，香而能窜，其味多辛能散，微苦能降，微甘能和。"归肝、脾、三焦经。功善疏肝解郁，理气宽中，调经止痛。

旋覆花：《神农本草经》谓其："味咸，温。主治结气，胁下满，惊悸。除水，去五脏间寒热，补中下气。"《名医别录》载："味甘，微温，冷利，有小毒。消胸上痰结，唾如胶漆，心胁痰水，膀胱留饮，风气湿痹，皮间死肉，目中眵矈，利大肠，通血脉，益色泽。"归肺、脾、胃、大肠经。功善消结痰，降逆气，化水饮。

二药相合，从归经上，一主走少阳经，一主走肺经。功能上，以通为主，一利少阳枢机，一开肺气。吴鞠通认为此二药"善通肝络而逐胁下之饮。"

2. 苏子配杏仁

苏子：原方用苏子霜。二者其气皆微香，归肺经。功能降气、平喘，而苏子霜无滑肠之弊。

杏仁：《神农本草经》谓其："味甘，温。主咳逆上气，雷鸣，喉痹，下气，产乳，金创，寒心，贲豚。"归肺、脾、大肠经。功善祛痰散结，下气通痹，平喘润肠。

二药相合，主降肺气，消痰结，平逆饮。

3. 二陈汤配薏苡仁

二陈汤：茯苓、半夏、陈皮为中医祛痰通剂二陈汤的主药，功善燥湿化痰，理气和中。

薏苡仁：《神农本草经》谓："味甘，微寒。主治筋急拘挛，不可屈伸，风湿痹，下气，久服轻身益气。"《名医别录》载："无毒。主除筋骨邪气不仁，利肠胃，消水肿，令人能食。"归脾、胃、肺经，善利水而不伤阴。

二陈汤配薏苡仁，燥湿、淡渗相合，主治痰、浊、水、饮之邪。

二、方证运用要点

香附旋覆花汤方虽属温病方，但结合药证和主治分析，其方证可归结为少阳太阴合病之方。全方药味精简，组方严谨，以苦辛开降、芳香开络、淡渗利湿为法，具有理气通络、化痰涤饮除湿之功。主治伏邪留祟，乍热乍寒，或咳或不咳，咳时多见泡沫样痰，苔白，脉沉。且最大的特点见胁肋疼痛呈掣痛，即以体位变化，如翻身、转侧、疾走等时牵涉，严重者则一呼一吸亦掣痛不已，剧如刀割，极为痛苦。

江尔逊先生在《经方大师传教录》中认为本方和小柴胡汤，在病位上讲是少阳病最为常见的两大证型。但实际上，特别是从胁肋疼痛的主证分析，粗看相似，但二者有天壤之别。小柴胡汤证疼痛较轻，呈胀痛，一侧或两侧均可见，尚伴小柴胡汤八证的主要特征；香附旋覆花汤证疼痛较剧烈，以体位变化，如翻身、转侧、疾走等时牵涉，严重者则一呼一吸亦掣痛不已，剧如刀割，极为痛苦，且疼痛多见于一侧。二者区别较明显，不可一见寒热和胁肋疼痛，便先入为主地误认为小柴胡汤证。

同时，小柴胡汤证之胸胁苦满为枢机失调，为无形之邪，胸胁不适主要呈胀满。十枣汤证之胁痛为有形之水饮聚胁。而香附旋覆花汤证则如吴瑭所云"此因时令之邪，与里水相抟，其根不固，不必用十枣之太峻……"其中，不固者，轻也，但也为有形水饮，与小柴胡汤证之无形邪气也不同。

三、悬饮证小识

悬饮一证主要见于十枣汤证的条文，如《伤寒论》第167条："太阳中风，下利，呕逆，表解者，乃可攻之；其人漐漐汗出，发作有时，头痛，心下痞硬满，引胁下痛，呕即短气，汗出不恶寒者，此表解里未和也，十枣汤主之。"《金匮要略》中则有"病悬饮者，十枣汤主之"，而对悬饮的形成归纳为"饮后水流在胁下，咳唾引痛"。

十枣汤为仲景峻剂之一，只宜暂服、短服。虽然方后有"三味等分，分别捣为散，以水一升半，先煮大枣肥者十枚，取八合，去滓，内药末，强人服一钱匕，羸人服半钱，温服之，平旦服，若下少病不除者，明日更服，加半钱，得快下利后，糜粥自养"的强调，但这个度的把握并非那么容易。且悬者，有挂、吊在空中，难上难下之意。临床上即便方证相应，除邪也不一定能悉数尽去。因此，对此类尚留余邪和原本就是悬饮轻证的，十枣汤显然不合时宜。在《温病条辨》卷三中，吴氏按："伏暑、湿温，积留支饮，悬于胁下，而成胁痛之证甚多，即《金匮》水在肝而用十枣之证。彼因里水久积，非峻败不可；此因时令之邪，与里水新搏，其根不固，不必用十枣之太峻，只以香附、旋覆，善通肝络而逐胁下之饮，苏子、杏仁降肺气而化饮，所谓建金以平木；广皮、半夏消痰饮之正，茯苓、薏仁，开太阳而阖阳明，所谓治水者必实土，中流涨者开支河之法也。用之得当，不过三五日自愈。其或前医不识病因，不合治法，致使水无出路，久居胁下，恐成悬饮内痛之证，为患非轻，虽不必用十枣之峻，然不能出其范围，故改用陈无择之控涎丹，缓攻其饮。"也说明了香附旋覆花汤证与十枣汤证之间有轻重之分。

同时，与悬饮重证相比，轻证患者虽疼痛异常，但江尔逊先生认为悬饮轻证在饮食、脉象等无中虚之候，二者有本质性区别。因此，若冒进峻剂十枣汤，不仅邪难除去，反受药害，重伤胃气。江尔逊先生有关悬饮轻证的诊疗观，从经典和实证出发，慧眼如炬，有助于厘清香附旋覆花汤证与小柴胡汤证之间的细微区别。同时还杜绝了一见悬饮轻证，便孟浪投以十枣汤之峻药，以致病轻药重，不仅除邪难尽，且反受药害。

临床上，肺炎、胸膜炎、胸腔积液等疾病，或素有痰饮宿疾，出现悬饮的情况较多见，须首察轻重之分，再辨方证之异，而不可妄投。

【验案解构】

杨某，女，43岁，2015年8月17日初诊。呼吸和移动体位则胁肋、背部痛如刀割1个月余。患者1个月前因上呼吸道感染后不久出现胁肋痛、背痛疼痛，严重时呼吸和移动体位则加剧。曾在当地乡镇医院查X线、ECG等，均无明显异常，并经某个体诊所以"肋间神经痛"输液治疗一周余无缓解，经人介绍来诊。扶入诊室后，斜倚座椅，不敢稍动半分，走动相当吃力，脉诊时手臂几不能抬至诊桌，一呼一吸一动，疼痛加剧，气急，神情痛苦，纳眠差，二便尚可，舌淡苔白腻，六脉沉细，但有力。外观形体偏胖。

六经辨证思维及诊治

胁肋痛、气急、纳差等，为少阳病，枢机失调，络脉不通。

舌淡苔白腻，六脉沉细有力，外观形体偏胖。疼痛因呼吸、走动加剧等，为太阴病，水饮不化，悬留作祟。

四诊合参，共为少阳太阴合病，证属少阳疏机失调，太阴痰饮不化，悬留作祟。治宜疏调气机，通络化饮。宗经方大师江尔逊先生之法，据证处以香附旋覆花汤加味：香附子10g，旋覆花10g（包煎），苏子10g，杏仁10g，桃仁12g，陈皮10g，半夏12g，茯苓12g，薏苡仁15g，干姜10g，通草6g，6剂。

患者丈夫说抓好药后，意欲去某三甲医院检查一下，当时即告诉他多半不会查出任何异常。后以他病来诊，诉当日X线、CT均确未查出异常，且药后疼痛大减，休息数日后，活动已如常人。

> **按：** 方中旋覆花为不可或缺的主药之一。诸花皆升，旋覆独降，且降中又能升，主散结气，祛痞坚，化胶痰。入汤药宜包煎，以防花上的绒毛刺激呼吸道及胃肠，引发咳嗽和呕吐。
>
> 本方常合茜草、桃仁，加强逐瘀利水以止痛。又可加葶苈子，以泻肺水源头之壅塞。以及加味丝瓜络、桑枝通络理气止痛等。

黄芪建中汤证——虚寒型胃溃疡案

◆ 方药组成

　桂枝10g，芍药20g，炙甘草6g，生姜10g，黄芪9g，饴糖30g。

◆ 用法

　原方剂量后载，上七味，以水七升，煮取三升，去滓，内胶饴，更上微火消解，温服一升，日三次。气短胸满者加生姜；腹满者去枣，加茯苓一两半；及疗肺虚损不足，补气，加半夏三两。现代，水煎，饴糖烊化，温服。

◆ 运用要点

　证属阴阳气血诸不足。症见毛发枯落，面色无华，四肢倦怠，气少懒言，咽干口燥，腹中拘急疼痛，喜温喜按，自汗，脉虚等。临证以面色无华、四肢倦怠、气少懒言、腹中拘急疼痛、喜温喜按、自汗、脉虚为运用眼目。

【 六经方证病位 】

主治阴阳气血诸不足之证，划归太阴病之方。

【 方证辨析 】

本方出自《金匮要略》，为小建中汤加黄芪组成。方中小建中汤补中阳虚馁，和里缓急；黄芪甘温益气，增强建中之力。诸药合用，共达调补阴阳、益气建中之功。具有急者缓之以甘，不足者补之以温，并通过调理中焦，强健中州之气，从而达到阴阳气血化生有源的特点。

【 临证札记与拾遗 】

黄芪建中汤见于《金匮要略·血痹虚劳》14：“虚劳里急，诸不足，黄芪建中汤主之。”

一、黄芪建中汤疗效札记

笔者刚入职时，医院同事中有一位高年资的西医主治医师，不仅西医门诊病人多，而且擅用自制的一种中药粉剂治疗胃病，求者甚众。在大理地区，每年的农历二月八、三月街期间都会有大型的中药材交易市场，居民自古就有贮备一些常用中草药的习惯。平时小的集市也有零星草药上市，药材来源渠道十分广泛。因此，一开始不太知道这位老医生的配方组成。后来有好多次可能是因为存货售空，病人又从外地赶来急着要药，老医生不得已，只好拿了配方来药房抓药应急。多年过去，至今依然对那张方子留有印象，大致是：黄芪45g，桂枝10g，白芍10g，炙甘草6g，大枣15g，干姜10g。一看便是黄芪建中汤的路数。尽管没有饴糖，配方比例也不规范，还是不讲辨证的西医，但多年积攒下的口碑，直接打败我们这些会正规开黄芪建中汤的中医科班医生。直至笔者调离这家医院前，仍不时有人前来找其求药。这便是黄芪建中汤带来的最早震撼。

二、黄芪建中汤证补气加半夏小识

黄芪建中汤原方后有："气短胸满者加生姜；腹满者去枣，加茯苓一两半；及疗肺虚损不足，补气，加半夏三两。"其中，对"疗肺虚损不足，补气，加半夏"一直争议不断。有人认为是错简，有人认为是后人所加，也有人认为是仲景原话。从《神农本草经》的药证看：

半夏，味辛，平，主治伤寒寒热，心下坚，下气，肠鸣，止汗。另从补字看，以虚为补为定法，但滞者通之、结者散之等，使阴阳气血趋于和调亦可为补。本方加半夏，可散中焦结气，除中满，转运枢机，使升降趋和，谓之补，且半夏能止汗，亦谓之补。如清·徐彬在《金匮要略论注》中云："小建中汤本取化脾之气，而肌肉乃脾之所生也，黄芪能走肌肉而实胃气，故加之以补不足，则桂、芍所以补一身之阴阳，而黄芪、饴糖又所以补脾中之阴阳也。若气短胸满加生姜，谓饮气滞阳，故生姜以宣之；腹满去枣加茯苓，蠲饮而正脾气也；气不顺加半夏，去逆即所以补正也。"

同时，有关半夏，《药性论》谓："消痰涎，开胃健脾，止呕吐，去胸中痰满，下肺气，主咳结。新生者摩涂痈肿不消，能除瘤瘿。气虚而有痰气，加而用之。"《医学启源》有："治寒痰及形寒饮冷伤肺而咳，大和胃气，除胃寒，进饮食。治太阳痰厥头痛，非此不能除。"《主治秘要》则云："燥胃湿，化痰，益脾胃气，消肿散结，除胸中痰涎。"也从不同方面提到了半夏具有一定的补益作用。综合参考，方后加半夏应该属于仲景原话。

三、方中特殊药物的药证

1. **黄芪** 《神农本草经》谓："味甘，微温。主痈疽，久败疮，排脓止痛，大风癞疾，五痔，鼠瘘，补虚，小儿百病。"《名医别录》载："无毒。主妇人子脏风邪气，逐五脏间恶血，补丈夫虚损，五劳羸瘦，止渴，腹痛泄利，益气，利阴气，生白水者冷，补。"表明黄芪有益气固表、利水消肿、托毒生肌之功。其治"痈疽，久败疮"，为虚证，属陷而升之。黄芪建中汤，黄芪用量一两半，为方中药量最小者，是在小建中汤的基础上加黄芪以增强补中益气之力，适用于中焦虚寒又见气虚之证。其中仍以中焦虚寒为主证，气虚为次证，故用小量。《金匮要略方义》云："此方乃小建中汤加黄芪而成。黄芪为补气扶弱之品，得饴糖则甘温以益气，得桂枝则温阳以化气，得白芍又有益气和营之效。"可谓尽识运用黄芪之妙。

2. **饴糖** 《名医别录》谓："味甘，微温。主补虚乏，止渴，去血。"《日华子本草》曰："益气力，消痰止嗽，并润五脏。"为方中不可缺少，来源又极其平常之药。如黄宫绣在《本草求真》说："饴糖（造酿）温脾润肺……饴糖专入脾肺，气味甘温。盖以米麦本属脾胃之谷，而饴糖即属谷麦所造，凡脾虚而肺不润者，用此气味甘缓以补脾气之不足。"

【 验案解构 】

李某，女，46岁，2011年11月8日初诊。剑突下胃区反复发作性疼痛4年余，加重3日。患者4年前因胃区疼痛，在某三甲医院做胃镜后诊断为"胃溃疡"，历经中西医各种治疗效果不佳，病情反反复复。3日前因进食生冷再次复发，自服奥美拉唑、健胃消食片等症状不解，遂前来求诊。刻诊：剑突下胃区疼痛，尤以进食后明显，喜按喜温，面色苍白，乏力，纳眠差，大便2日一行，小便可，舌淡苔薄白，脉弦细无力。

六经辨证思维及诊治

胃区疼痛，尤以进食后明显，喜按喜温，面色苍白，乏力，纳眠差，舌淡苔白，脉弦细无力，四诊合参，辨为太阴病，证属中阳虚馁，里气不足，夹饮。处以黄芪建中汤加味：桂枝10g，芍药20g，炙甘草6g，生姜10g，黄芪9g，饴糖30g（烊化），茯苓12g，白术12g，仙鹤草60g，6剂，水煎服。

2011年11月30日二诊，药后诸症悉平，纳眠改善。减茯苓、白术，加党参20g，地榆20g，继拟10剂而愈，至今未发。

按：黄芪建中汤证辨识不难，临床有效率也极高。近年来随饮食习惯和生活方式的改变，此方的运用机会略有减少，但方证相合，仍不失为适合虚寒型胃溃疡疾病的高效良方。

临证中，黄芪建中汤的各种加减法，以及与大、小建中汤一起合称的建中法，早已广为人知。笔者则习惯用原方加味仙鹤草、生地榆作基础方。其中仙鹤草又叫脱力草，除了能收敛止血、止泻、截疟、杀虫止痒外，尚能补虚，且药性平和，作用不输人参。地榆功能凉血止血，清热解毒，消肿敛疮。二药皆有收敛之功，久用可促进溃疡面愈合。唯仙鹤草用量需重，以60~120g为宜；地榆则宜生用，常用量为20~30g。

归脾汤证——虚痛型十二指肠溃疡案

◆ **方药组成**

黄芪15g，白术12g，茯神15g，龙眼肉15g，酸枣仁12g，人参9g，木香6g，炙甘草6g，当归12g，远志10g。

◆ **用法**

加生姜3片 (6g)，大枣5枚 (15g)，水煎服，木香后下。

◆ **运用要点**

证属心脾两虚，症见心悸怔忡，健忘失眠，多梦易惊，发热，体倦食少，面色萎黄，舌质淡，苔薄白，脉细弱，及脾虚失摄的月经不调，崩漏及带下，或皮下出血等。临证以心悸怔忡、健忘失眠、多梦易惊、体倦食少、面色萎黄、脉细弱为运用眼目。

【 六经方证病位 】

主治心脾两虚之证，划归太阴病之方。

【 方证辨析 】

本方出自宋代严用和《严氏济生方》，为治疗心脾两虚的名方。方中以四君子汤补气健脾，以资生化和统摄；当归补血汤补气生血以固摄；酸枣仁、龙眼肉、远志养心安神；姜、枣调和营卫；妙在木香一味，既能理气醒脾、止痛，又使全方补而不滞。诸药合用，共达补气、养心、生血、统摄、固护之功。

【 临证札记与拾遗 】

归脾汤见于《严氏济生方》："治思虑过度，劳伤心脾，健忘怔忡。"传统普遍认为其方证特点有三：一是心脾同治，但重点在治脾。脾为气血化生之源，补脾即可养心，且脾气得补，则血行得到统摄，方能引血归脾，从其方命名为"归脾"的寓意即可得知。二是气血并补，但重点又在补气以生血。气旺血自生，血足则心自养。三是补气养血药中佐以香燥之木香，以达理气醒脾之功，使补而不滞。对此，清代名医张璐说："此方滋养心脾，鼓动少火，妙以木香调畅诸气。世以木香性燥不用，服之多致痞闷，或泄泻、减食者，以其纯阴无阳，不能输化药力故耳。"

一、归脾汤治胃虚痛原理

归脾汤在临床上主要用于治疗心脾两虚证，而移用于治疗十二指肠溃疡引起的胃脘痛，即"胃虚痛"，则是江尔逊先生根据清代名医陈修园治疗"心腹虚痛"中领悟出来的（见于《长江医话》）。陈修园在《时方妙用·心腹诸痛》说："虚痛即悸痛，脉虚细小或短涩，必心下悸，喜按，得食少愈，二便清利，宜归脾汤加石菖蒲一钱，或当归补血汤加肉桂一钱五分。"而陈修园认为归脾汤主两阳，即一阳是少阳，二阳是阳明。而阳明胃土，万物所归，无所复传。又脾胃互为表里，关系密切，一脏或一腑受损，则相互关联，相互影响。

江尔逊先生认为西医的十二指肠溃疡用中医辨证，即为陈修园所说的"心腹虚痛"证，且此病疼痛的特点是久痛、饥时痛和喜温喜按、得食少愈。其中得食少愈或少舒，按中医理论可归结为虚则受补。再结合此类病人还常伴有面色苍白、心悸气短、失眠健忘等心脾虚弱的症状和体征，吻合归脾汤适应证。

二、方中木香

木香，《神农本草经》谓："味辛，温。主邪气，辟毒疫温鬼，强志，主淋露。久服不梦寤魇寐。"《名医别录》载："温，无毒。治气劣，肌中偏寒，主气不足，消毒，杀鬼、精物、温疟、蛊毒，行药之精。"其味辛、苦，性温。归脾、胃、大肠、三焦、胆经。功能行气止痛、健脾消食。归脾汤中妙用木香一味，取其辛燥之性合于补气养血药中，达理气醒脾之功，使补而不滞；同时取其能止痛、安神之功，一物而三用。

三、临证运用

笔者习用以来，结合现代医学所言胃溃疡、十二指肠溃疡的疼痛特点和体征，分别治以黄芪建中汤和归脾汤，不仅方证辨识更为清晰，且疗效倍增。曾治一例28岁十二指肠溃疡女性患者，前医屡用丹参饮、黄芪建中汤不效，处归脾汤6剂而效，继以归脾丸常服而愈，且月经量增多，气色转佳。同时，临床多用下列加味法。

1. **加蒲黄** 蒲黄，性味甘、辛、涩、平，归肝、心经。功能止血，化瘀，利尿通淋。药性平和，既善止血，又可化瘀，同时又有化瘀不伤正、止血而不留瘀的特点。久病责之于瘀，或舌体现瘀斑、舌底静脉瘀曲明显时，均可加蒲黄。

2. **加菖蒲** 菖蒲，性微温，味辛，《日华子本草》谓之："除风下气，除烦闷，止心腹痛。"《滇南本草》则有"治九种胃气，止疼痛"的记载。功能理气健脾，开窍宁神，行气止痛，利浊化湿。陈修园曾谓归脾汤："此方汇集补药，虽无深义，然亦纯而不杂。"加味石菖蒲，意在加强理气止痛宁神之功。又，胃不和则夜卧不安，归脾汤功能养心健脾、安神定志，则胃虚之痛可治，同时伴随的失眠可调，可谓二者兼顾。

3. **加甘松** 甘松味辛、甘，性温，归脾、胃经。其性味芳香，能行能散，具有温中散寒、理气止痛、醒脾开胃之功；现代研究证明甘松有抗心律不齐的作用，对异位性室性节律的抑制强于奎尼丁及甘松挥发油，但对洋地黄引起的室性心律不齐无保护作用。同时甘松尚有镇静中枢的作用，即具有一定的安定作用。

对于归脾汤证并见心悸明显时，笔者常用加甘松法，并以5~9g为宜。一则醒脾开胃、理气止痛；二则镇心定悸。

【验案解构】

杜某，女，42岁，2017年4月15日初诊。反复胃脘痛4年余，加重3日。患者常年于某县城菜市场经营蔬菜生意，平素饥饱失常、冷热不均而出现胃痛，4年来遍服各种中西药，症状时好时坏，并日益频发，经人介绍来诊。刻诊：胃区疼痛，喜温喜按，饥时手心冒汗，疼痛加剧，得食少舒，喜喝暖水，但量不多，伴面色萎黄，心悸，眠差，多梦，月经量少，大便2日一行，舌淡苔薄白，脉弦细。

六经辨证思维及诊治

胃区疼痛，喜温喜按，饥时手心冒汗，疼痛加剧，得食少舒，喜喝暖水，但量不多，伴面色萎黄，心悸，眠差，多梦，月经量少，舌淡苔薄白，脉细无力，四诊合参，辨为太阴病。证属心脾两虚，胃络空虚，不荣则痛。处以归脾汤加味：黄芪15g，白术12g，茯神15g，龙眼肉15g，酸枣仁12g，党参10g，木香6g，炙甘草6g，当归12g，远志10g，生姜36g，大枣15g，石菖蒲10g，仙鹤草60g，10剂，水煎服。

2017年5月18日二诊，述服至6剂，症状已缓解明显，剂尽痛止。现仅偶发饮食不规律，但症状轻，持续时间短。要求巩固，继拟10剂而愈，至今未发。

按：方中归脾汤心脾同治，补气生血；石菖蒲理气、安神、止痛；仙鹤草收敛止血、补虚、利水消肿、活血散瘀，其止血之功尚能促进溃疡面快速愈合。

甘草泻心汤证——寒热错杂口疮案

◆ 方药组成

生甘草12g，炙甘草12g，半夏15g，黄连6g，黄芩10g，干姜10g，党参20g，大枣30g。

◆ 用法

原方，以水一斗，煮取六升，去滓再煎，取三升，温服一升，日三服。现代，水煎温服。

◆ 运用要点

证属虚痞。症见心下痞满而硬，心烦呕逆，肠鸣，下利频作，完谷不化，舌苔白或微黄滑腻，脉濡或弦缓。临证以心下痞满而硬、心烦呕逆、肠鸣、下利频作为运用眼目。

【 六经方证病位 】

主治虚痞，方药寒热并用，划归阳明太阴合病，合为厥阴病之方。

【 方证辨析 】

本方出自《伤寒杂病论》。为半夏泻心汤重用甘草，并以甘草命名，取意和缓。方中甘草、大枣味甘，补中虚，缓里急；人参增强补虚之功；半夏合芩、连辛开苦降，降逆气，止呕逆，泻痞热；干姜性热，散痞饮。诸药合用，共达缓中降逆、泻痞除烦、寒热同调之功。

【 临证札记与拾遗 】

甘草泻心汤分别见于《伤寒论》158条："伤寒中风，医反下之，其人下利，日数十行，谷不化，腹中雷鸣，心下痞硬而满，干呕，心烦不得安。医见心下痞，谓病不尽，复下之，其痞益甚，此非结热，但以胃中虚，客气上逆，故使硬也。甘草泻心汤主之。"以及《金匮要略》："狐惑之为病，状如伤寒，默默欲眠，目不得闭，卧起不安。蚀于喉为惑，蚀于阴为狐。不欲饮食，恶闻食臭，其面目乍赤、乍黑、乍白。蚀于上部则声喝（一作嗄），甘草泻心汤主之。"

一、证机特点

屡次误下之后，邪气内陷，寒、饮与邪热之气互结，即为太阴寒、饮与阳明邪热之气互结于心下，合为厥阴病证治。以方测证，具有寒多热少，胃中虚，水饮盛，而见痞满、呕、利皆重的特点。

二、有无人参的争论

　　甘草泻心汤方在《伤寒论》中不含人参，而在《金匮要略》中则含人参。有关《伤寒论》之甘草泻心汤是否含人参，一直是争议较大的焦点。有从该方证的证机、主治水饮的多寡和胃中虚程度及条文中"此非结热"，甚至从比较痞证与狐惑病的异同等角度多有争论，往往各执一端。笔者认为：

　　1. 从《伤寒论》和《金匮要略》的整体性，并结合二书中的方剂命名特点分析，如果治痞之甘草泻心汤中不含人参，那么二方应该不会同名。因为仲景制方，仅药量上加一或减一，基本都会重新命名，更何况有一味主药之差。

　　2. 仲景用药有诸多法度可循，其中用人参最明确的指征有两点：一是注明各种"渴"字样的白虎加人参汤证。二是注明"心下痞硬"，即以胃中虚为主证，泻心汤类方为代表的方证。

　　3. 方内含人参时，补虚之力更显著，临床效用亦明显。且理论最终是要为临床服务的，也需不断接受临床的检验。再结合甘草泻心汤使用实效分析，当含人参，如伤寒大家李翰卿先生即支持此观点。

三、生、炙甘草同用之妙

　　原方用炙甘草，笔者则多以生、炙甘草同用。

　　甘草，《神农本草经》谓："味甘，平。主五脏六腑寒热邪气，坚筋骨，长肌肉，倍力，金疮，肿，解毒，久服轻身，延年。"《名医别录》载："无毒。主温中，下气，烦满，短气，伤脏，咳嗽，止渴，通经脉，利血气，解百药毒，为九土之精，安和七十二种石。"在《伤寒论》中甘草入方70次，《金匮要略》中甘草入方85次。其中：

　　二药均能调和药性。相对而言，生甘草长于清热解毒，炙甘草则擅长益气补虚。仲景时代所用炙甘草为炒干草，非为现代蜜制之甘草。

清代邹澍《本经疏证》云："甘草之用生、用炙确有不同，大率除邪气、治金疮皆宜生用。"《药品化义》曰："甘草，生用凉而泻火，主散表邪，消痈肿，利咽喉，解百药毒，除胃炽热，去尿管痛，此甘凉除热之功也。"二药同用，具有益阴泻火之妙。

【 验案解构 】

赵某，男，41岁。2015年4月13日初诊。反复口腔溃烂一年余，再发一周。患者一年来迭经各种中西药治疗，疗效不佳，经人介绍来诊。刻诊：舌边、口腔内黏膜见多个大小不一溃疡点，溃面色白，底部稍红，进食时疼痛加剧，平素口苦，便稀，尿黄，纳眠差，舌体淡胖，边有齿痕，苔厚腻、微薄黄，脉濡数。

六经辨证思维及诊治

舌边、口腔内黏膜见多个大小不一溃疡点，溃面色白，底部稍红，进食时疼痛加剧，平素口苦，便稀，尿黄，苔微薄黄，脉濡数，为阳明病，阳明里热。

舌体淡胖，边有齿痕，苔厚腻，为太阴病，太阴水湿不化。

四诊合参，共为阳明太阴合病，合为厥阴病，证属阳明里热与太阴里虚、水湿互结。处以甘草泻心汤加味：生甘草12g，炙甘草12g，黄连6g，黄芩10g，干姜10g，党参10g，半夏12g，大枣30g，升麻10g，白敛10g，3剂，水煎服。另取草决明30g，蒲公英30g，浓煎取汁，漱口用，日3～5次。药后疼痛明显减轻，仅余一个溃疡点，继服3剂而愈，至今未发。

按：有关甘草泻心汤既能治痞利，又能治狐惑病，连胡希恕先生在《伤寒论讲座》一书中都感叹："但此方也不限于这个，《金匮要略》有口腔溃疡类的病，挺奇怪，非常有效，也要加减。"对此，经方专家毛进军先生的剖析是"胃中虚，寒热水饮错杂互结，结到心下就是痞证，结到口腔和前后二阴，会出现黏膜溃病，也可以用甘草泻心汤治疗"，更易于理解。

当然，从异病同治和辨方证的角度分析，只要有相同的证机，方证一旦相应，不仅甘草泻心汤，所有经方的运用范围都是极其宽泛的，具有广阔的适用范围，而决不能仅囿于条文，以致自缚手脚。

另外，因湿热蕴结，脾胃内伤时，甘草泻心汤对皮肤、口腔内黏膜上的溃疡效果较好，但对舌面和舌体上的溃疡，即便方证相应，效果也很一般。而因三焦蕴热、心胃火盛所致的溃疡，用三黄泻心汤、《小品方》小三黄汤时，对舌面舌体上溃疡的治疗效果，则明显优于皮肤、口腔黏膜上的，可能与舌为心之苗，舌体溃疡与心火有关，当从心论治。而肺主皮毛，脾主肌肉，当皮肤、口腔内黏膜发生溃疡时，又当从肺脾论治。笔者在方证相应的基础上，无论是对舌面舌体，还是皮肤、口腔黏膜内溃疡的治疗，时常加用蒲公英、决明子或茵陈各30g，浓煎取汁漱口用，皆能快速止痛和促进溃疡面愈合。

柴胡加龙骨牡蛎汤证——癫痫案

◆ **方药组成**

　　柴胡12g，黄芩4.5g，牡蛎4.5g，龙骨4.5g，铅丹4.5g，人参4.5g，桂枝4.5g，茯苓4.5g，半夏9g，大黄6g，生姜4.5g，大枣12g。

◆ **用法**

　　原方，上十二味，以水八升，煮取八升，内大黄（切如棋子，更煮一二沸，去滓，温服一升）。现代，去铅丹，水煎温服，大黄后下。

◆ **运用要点**

　　证属少阳误下，邪陷阳明。症见胸满，烦，惊，身重，小便不利，或大便秘结，身热，舌红，苔黄或腻，脉弦细或脉弦滑等。临证以胸满、烦、惊、身重、小便不利为运用眼目。

【 六经方证病位 】

主治少阳误下不解，而邪又内陷阳明之证，划归少阳阳明合病之方。

【 方证辨析 】

本方见于《伤寒论》，减去甘草后，恰好是半量的小柴胡汤加味桂枝、茯苓、大黄、龙骨、牡蛎、铅丹组成。方中以半量的小柴胡汤疏调少阳气机；桂枝降冲逆气以定悸，茯苓健脾利湿以治小便不利，兼能安神；大黄清泄阳明里热；龙骨、牡蛎、铅丹重镇逐饮散结，宁心安神止惊悸。诸药合用，全方共达和解清热、逐饮安神之功。

【 临证札记与拾遗 】

柴胡加龙骨牡蛎汤见于《伤寒论》107条："伤寒八九日，下之，胸满烦惊，小便不利，谵语，一身尽重，不可转侧者，柴胡加龙骨牡蛎汤主之。"病在少阳但误下，见胸满，烦、惊等症，与经云"少阳不可吐下，吐下则悸而惊"的告诫相应。

一、方中铅丹与大黄

对于柴胡加龙骨牡蛎汤证，大多数注家均主张铅丹与大黄可有可无，特别是大黄，更是多以有无便结作删减指征。其中：

铅丹，《神农本草经》谓："味辛。微寒。主治咳逆，胃反，惊痫，癫疾，除热，下气，炼化还成九光，久服通神明。"《名医别录》载："止小便利，除毒热脐挛，金疮溢血。"包括《药性论》云其："君。主治惊悸，狂走，呕逆，消渴，煎膏用，止痛生肌。"均未言其有毒。

但现代研究表明，铅丹不仅有毒，还有蓄积作用，临床不宜久服，否则容易出现面呈土黄色或灰白色的"铅性面容"，口中有金属味，齿龈铅线，腹绞痛，便秘或腹泻，贫血，肝肿大，黄疸，精神及神经系统功能紊乱，尿毒症，多发性神经炎等铅中毒症状。临床可用铁落花、金礞石、青礞石等代用，安全而有效。

大黄，量至二两，是方中用量较多的药物之一。本方证为少阳阳明合病之方，并以少阳枢机不利为主要证机。其中，既有太阳误下，气、饮乘虚上冲不利，又有阳明热邪内陷，致虚而烦惊，热结甚则谵语之急迫主证。方证互测，大黄在方中主治谵语，不可或缺。原方也后注大黄宜后下，意重在泄下阳明里热。反之，倘若不需用大黄，则恐非柴胡加龙骨牡蛎汤的适应证。

二、方证中谵语

柴胡加龙骨牡蛎汤证所言谵语，既有热扰神明，神识昏蒙不清，胡言乱语的情况，亦有神识忽清忽明，答非所问，胡言乱语，类似现代精神类疾病患者的状况，并非一定神识昏迷。但二者外候又均处于一定的急、狂、躁状态。方中大黄除泻热通下之功外，尚能活血，对瘀热引发的神机失清，神志及言语错乱等症均有善功。

三、治癫痫良方

大理地区的白族素有用蘸水吃生皮（猪皮用稻草烧至焦黄，但肉未熟化）的习俗，因此囊虫病较为高发，其中又以脑囊虫钙化继发癫痫在临床上十分常见。笔者常以柴胡加龙骨牡蛎汤为主方，待病情稳固则以四君子类汤合二陈汤、自制纯中药粉剂"平痫散"等善后，每获良效。曾治一40岁男性患者，脑囊虫病发时头痛欲裂，甚则口吐白沫，白睛上视，昏蒙不识人，经州市各医院、血防站等治疗，仍旧三五日一发，严重影响生活和工作，以本方为主服药一年余而愈，并重新投入工作，至今四年未发。

又治一17岁女性患者，头颅CT示脑实质内多发点状钙化，其病灶点之多，实属罕见。当日初诊不到20分钟的时间内，癫痫发作即有3次之多。从2014年初至今，先以黄连温胆汤，后以柴胡加龙骨牡蛎汤为主治之，一月平均发作降至4~6次，且症状轻，持续时间短。近几年，用本方治疗癫痫30余例，其中年龄最小者仅8岁，均效果显著。

四、使用注意

1. **剂量**　柴胡加龙骨牡蛎汤主治"伤寒八九日，下之，胸满烦惊，小便不利，谵语，一身尽重，不可转侧者"。由半量的小柴胡汤去甘草，并加味桂枝、茯苓、大黄、龙骨、牡蛎、铅丹组成。方中小柴胡汤用量宜轻，为原方量之半。因伤寒八九日，虽邪仍在少阳，但邪势已衰，故用半量，意在微疏半表半里之邪而不伤正。

2. **茯苓、大黄并用之意**　方中茯苓功善利小便；大黄则长于泄浮越之邪热。二药并用，能使邪气从二便分消。且二者用量相对皆轻，祛邪而不伤正，充分体现了仲景一贯重视顾护胃气的思想。

【验案解构】

赵某，女，30岁，2011年12月11日初诊。反复发作癫痫4年余，遍经州内各大医院诊治，疗效不佳，平素持续服用丙戊酸钠控制症状，病情日益加重，经人介绍来诊。刻诊：头痛头昏，癫痫每月十余次发作，发前头痛欲裂，口吐白沫，白睛上视，昏蒙不识人，平素烦躁易怒，大便硬，舌红，苔薄黄，脉弦数。观察见反应和语言迟钝。

六经辨证思维及诊治

头痛头昏，发前头痛欲裂，平素烦躁易怒，脉弦数，为少阳病，枢机不利，火郁。

大便硬，舌红，苔薄黄，为阳明病，阳明里热。

发前头痛欲裂，口吐白沫，白晴上视，昏蒙不识人，为太阴病，痰浊蒙窍。

四诊合参，共为少阳阳明太阴合病，证属枢机失调，痰热扰窍。处以柴胡加龙骨牡蛎汤加减：柴胡12g，黄芩4.5g，牡蛎4.5g，龙骨4.5g，党参4.5g，茯苓4.5g，半夏9g，大黄6g（后下），生姜4.5g，大枣12g，竹茹10g，青礞石6g，天麻10g，10剂，水煎服。药后改善明显，前后近20诊，以此方加减与四君子汤交替服用近200剂，及加服自制中药粉剂"平痫散"，每次3g，日2次，温开水调服。在中药介入治疗半年后，成功停服丙戊酸钠，至今未发。

按：中医认为癫痫的发生与风、火、痰、瘀、虚为患有关，病位在心、肝、脾、肾、脑。其中又以风、痰、虚为主。病机为阴阳气血逆乱，痰浊瘀痹阻脑窍。其中又以风、痰为主，而痰分为有形之痰和无形之痰，二者皆为滋生怪病及顽疾之源，在癫痫一类疾病中尤为明显。

柴胡加龙骨牡蛎汤具有寒热并用、表里同治、补虚扶正之功。临证运用此方时，方中小柴胡汤宜用原方半量，即宜轻用，并去甘草之甘缓，以防滞邪。同时大黄不以便秘与否作为用药指征，并且用量不能减，否则里热不除，陈痰难化，顽疾难愈。

一代经方大家刘渡舟教授亦擅用本方治疗癫痫。具体运用时，刘老常随证灵活加减化裁，如肝火偏胜者，加龙胆草、夏枯草、山栀子；病及血分，加白芍、桃仁、丹皮；顽痰凝结不开者，加郁金、胆南星、明矾、天竺黄等，可资参考。

甘露饮证——阴虚挟湿热口疮案

◆ 方药组成

　　生枇把叶10g，熟地10g，生地10g，麦冬10g，天冬10g，石斛10g，甘草6g，黄芩10g，茵陈10g，枳壳10g。

◆ 用法

　　枇杷叶去毛，水煎温服。

◆ 运用要点

　　证属阴虚挟湿热。症见牙宣口臭，齿龈肿烂，时出脓血，口舌生疮，咽喉肿痛，舌红，苔黄腻，脉细数等。临证以牙宣口臭、齿龈肿烂、口舌生疮、咽喉肿痛、脉细数为运用眼目。

【 六经方证病位 】

主治阴虚，兼挟湿热之证，结合药证走势，划归太阳阳明少阴合病之方。

【 方证辨析 】

本方出自宋代《太平惠民和剂局方》。方中用枇杷叶开肺化湿，合枳壳和降胃气及伏火；二冬、二地、石斛、甘草以润胃中之燥，滋胃阴；二冬与二地相合尚能滋养肾水，清心除烦，交通心肾；黄芩、茵陈苦寒，一清一渗，折热除湿，以去湿热。全方围绕胃喜润恶燥，胃气以降为和，以及滋养肾水、交通心肾而设。诸药合用，共达滋阴清热、行气化湿之功。

【 临证札记与拾遗 】

甘露饮见于《太平惠民和剂局方》卷六："胃中客热，牙宣口臭，齿龈肿烂，时出脓血；目睑垂重，常欲合闭；或饥饿心烦，不欲饮食；目赤肿痛，不任凉药；口舌生疮，咽喉肿痛；疮疹已发未发；脾胃受湿，瘀热在里，或醉饱房劳，湿热相搏，致生黄疸，身面皆黄，肢体微肿，胸闷气短，大便不调，小便黄涩，或时身热。"

一、甘露饮方立意

临床上阴虚兼挟湿热为常见之证，但一味滋阴则易助湿，而单纯化湿则易伤阴。甘露饮立方之意，巧妙地解决了滋阴但不助湿、化湿但不伤阴的问题。同时充分结合肺为水上之源，水道通调则水津得布、湿浊可去的特点，选用枇杷叶宣肃肺气，开肺气以化湿；再以黄芩、茵陈之苦寒以折热利湿，并防二冬、二地之滋腻；枳壳行气，气行则湿化。甘草清热养阴，调和诸药。如此开肺、滋阴、清热、降气并用，顺应肺、胃、心、肾之生理和病理特性，组方奇巧，立意深远。

二、治疗口疮专方

口疮为临床常见病多发病，通常情况下，清胃散、甘草泻心汤、小三黄汤等运用机会较多。但随着现代人各种不良习惯和生活压力的不断增多，如喜食肥甘厚腻、久坐久卧、疏于运动、熬夜等，导致患者口疮日久和反复发作时，必须充分考虑虚、湿、热三者共存和胶结的情况。对此，甘露饮具有极好的治疗效果。台湾著名经方家张步桃先生对此方极为推崇，除治口疮外，还常用来治口臭，据说灵验无比，可作为专方。

在运用本方治口疮时，除详辨舌脉主证及方证外，笔者的经验是紧抓以下三点：一是口疮易反复，缠绵难愈，此起伏彼；二是"不任凉药"，即用清热解毒不仅无效，甚至还会加重病情时；三是口疮见舌红、苔黄腻，脉细数。此三者情况下，投以甘露饮，多有不凡疗效。

三、枇杷叶药证及作用

枇杷叶，味苦、微辛，性微寒，入肺、胃经。清肺止咳，和胃降逆，止渴。《本草乘雅》谓："收麦之器曰枇杷；仓廪之官曰胃腑。像其能入能出也。麦冬茂夏实，枇杷亦冬花夏果，与丽衡冬入夏出反，谓其能阖能辟也。故入胃府，主卒暖呕哕不止。兼走肺，疗咳唾气窒者，此即暖呕哕浊之饮，从肺脉上至于肺，则肺嗔肺胀，上下合邪，相击成咳，而为唾为窒矣。固受盛属胃，其腐化敷布，必藉肺气之吸呼，互为关键终始故也。力主脚气，即饮浊下流；疮疡，即饮浊外溢。种种因证，咸从胃生。至若肃肺金，资肾水，益脾土，清心、镇肝，此即转出为入。解暑，消热烦，止消渴，降温、辟疫，此即转入为出。总不出者使之出，不入者使之入，不开阖者使之开阖，形气咸调之良品也。经云：阴之五宫，生在五味，阴之五宫，伤在五味，然则枇杷不独入胃与肺，并入心肝脾肾五府矣。以胃为五脏六腑经气之始，复为五脏六腑经气之终故尔。"枇杷叶既入胃腑，又入肺，为甘露饮中不可缺少之品，且宜生用，蜜炙者则无开肺化湿之功，又无清胃伏火之力。同时，生品入药前宜去毛，以防刺激喉咽部引发呛咳。

四、合封髓丹，疗效倍增

封髓丹出自清代医家郑钦安《医理真传》，由黄柏、砂仁、甘草组成。郑氏认为，方中黄柏味苦入心，禀天冬寒水之气而入肾；甘草调和上下，又能伏火，真火伏藏，则人身之根蒂永固。黄柏之苦合甘草之甘，苦甘能化阴。砂仁之辛合甘草之甘，辛能化阳，阴阳合化，交会中宫，则水火既济，心肾相交。临床治口疮时，在甘露饮的基础上，与封髓丹相合，可使疗效倍增。

【 验案解构 】

杨某，男，34岁，2014年8月11日初诊。反复发作口腔溃疡5年余，再发3日。5年来，口腔溃疡频发难愈，溃疡面涉及舌面、口腔黏膜，甚至咽喉部，且两三个部位同发，此起彼伏，发时水米难咽，十分痛苦。前医多以"上火"予以清热解毒为主治疗，平素配合服用维生素 B_2，病情日益加重而求诊。刻诊：舌体、口腔内侧见三个溃疡点，四周淡红，表面色白，微凹陷，张口或吞咽则痛剧，伴口干口苦，但不欲多饮，纳眠差，舌红苔黄腻，脉弦细数。

六经辨证思维及诊治

口苦，大便硬，2日一行，小便黄，舌红，苔黄，为阳明病，里热不化。

舌体、口腔内侧见三个溃疡点，四周淡红，表面色白，微凹陷，张口或吞咽痛剧，伴口干，但不欲多饮，苔腻，脉弦细数，为少阴病，阴虚挟湿。

四诊合参，共为阳明少阴合病，证属阴虚挟湿热不化。处以甘露饮加味：枇杷叶10g，熟地10g，生地10g，麦冬10g，天冬10g，石斛10g，甘草6g，黄芩10g，胡黄连6g，茵陈10g，枳壳10g，滑石粉18g（包煎），6剂，水煎服。

2014年8月20日二诊，述药后疼痛减轻，溃疡面愈合，要求多开几剂巩固。遂减胡黄连为3g，继拟10剂，至今未发。

按：胡黄连始载于宋《开宝本草》，具退虚热、除骨蒸、凉血清热之功，为笔者临证治疗阴虚挟热型口疮的常用良品，但其性寒，取效后宜减量。除入汤药外，尚可另取10g，煎汤取汁，外用涂患处或保留含漱，能快速促进溃疡面愈合。

一六 / 瓜蒌散证——带状疱疹后遗神经痛案

◆ **方药组成**

全瓜蒌30g，红花10g，生甘草10g。

◆ **用法**

水煎温服。

◆ **运用要点**

证属肝胆郁火或肝胆湿热，兼挟气血瘀滞。症见皮肤基底红斑上见簇集水疱，累累如串珠，带状分布，痛如火燎，伴口干口苦、大便硬、小便黄、舌红、苔黄或腻、脉弦数等。临证以皮肤簇集水疱、累累如串珠、带状分布、痛如火燎、苔黄或腻为运用眼目。

【 六经方证病位 】

主治肝胆郁火或肝胆湿热，挟瘀之证，划归少阳阳明合病之方。

【 方证辨析 】

本方为清代名医程国彭创制。方中瓜蒌疏肝润燥，缓急止痛；红花活血止痛；甘草解毒调和诸药。诸药合用，主入少阳阳明经，辛润、清疏、活血、止痛，共达疏肝润燥、活血止痛之功。

【 临证札记与拾遗 】

瓜蒌散见于《医学心悟》，程氏曰："瓜蒌散，治肝气燥急而胁痛，或发水疱。大瓜蒌一枚，粉甘草二钱，红花七分，水煎服。"将瓜蒌散移用于治疗肝疾，为程氏新创。对肝胆郁火或肝胆湿热引发的带状疱疹及后遗神经痛，疗效显著，可作为治疗带状疱疹的特效专方。

一、带状疱疹的临床共识

有关带状疱疹，传统医学相关文献普遍的共识为，其病名属中医"缠腰火丹""蛇串疮""蜘蛛疮"等范畴。本病最早记载于隋代《诸病源候论》一书中，谓："甑带疮者，绕腰生，此亦风湿搏于血气所生，状如甑带，因此为名。"明代医著《证治准绳》称为火带疮、缠腰火丹；《外科启玄》记为蜘蛛疮。至清代《外科大成》则称为蛇串疮。古代医家对带状疱疹病因病机的认识大致为：肝经郁热、脾虚湿蕴化热、风湿毒瘀互搏，以及接触秽物或蚊虫染毒等发病，其病位主要在心、肝、脾、肺或与之密切相关。

现代医学则认为，带状疱疹是由水痘－带状疱疹病毒引起的急性感染性皮肤病。此病毒被无免疫力的儿童感染后则发生水痘。部分患者被感染后成为带病毒者而不发生症状。由于病毒具有亲神经性，感染后可长期潜伏于脊髓神经后根神经节的神经元内，当抵抗力低下或劳累、感染、感冒时，病毒可再次生长繁殖，并沿神经纤维移至皮肤，使受侵犯的神经和皮肤产生强烈的炎症。皮疹一般有单侧性和按神经节段分布的特点，由集簇性的疱疹组成，并伴有疼痛；年龄愈大，神经痛愈重。本病好发于成人，春秋季节多见。发病率随年龄增大而显著上升。

二、误案之因

笔者早年曾治一38岁男性带状疱疹后遗胁肋神经痛患者，根据沿肝经循行的特点，治以疏肝理气方，结果药后不仅无功，反而痛剧，患处状如火燎，彻夜难眠，其妻谓当夜患者几度泪下。电话反馈之后，一度不信患者所述，并百思不得其解。后读何绍奇先生医著《读书析疑与临证得失》，看到何先生治带状疱疹案中也有类似的经历，并自评曰"本是一团火气，再用疏肝理气燥药，岂非火上加油乎？我之过也"，方才明白患者所言不虚，实属医之过失。

三、瓜蒌药证

瓜蒌，味甘、微苦，性寒，主入肺、胃、大肠经。功能清热涤痰，宽胸散结，润燥滑肠。历代鲜有其能治疗肝经疾病的记载。《本草纲目》卷十八记载瓜蒌："润肺燥、降火、治咳嗽、涤痰结、止消渴、利大便、消痈肿疮毒。"而瓜蒌籽炒用："补虚劳口干、润心肺，治吐血、肠风泻血、赤白痢、手面皱。"清代王秉衡所撰的《重庆堂随笔》中则认为瓜蒌具有疏肝郁、润肝燥、平肝逆、缓肝急之功。结合起来，皆为瓜蒌辛润之性的引申运用。

方中瓜蒌宜重用，并以全瓜蒌为佳。若无，可以瓜蒌壳、瓜蒌仁并用，一疏肝之逆气，一润肝之苦急。笔者常用量为瓜蒌壳20g，瓜蒌仁10g。

四、瓜蒌散治带状疱疹加味法

1. **加芍药甘草汤**　临证单纯运用瓜蒌散治带状疱疹，疗效不佳时可加芍药甘草汤，增强益气缓急止痛之功。但芍药用量需重，最少30g为宜，并多用白芍，方可建功。加味后，大量的瓜蒌、白芍有一定润下作用，易引起泄泻。但初期肝胆湿热越严重，泄泻发生的机率越小。相反，病情渐轻时，则发生泄泻的机率越大，届时需适时减量和调整药物。这也是笔者判断药物是否对证或切中病所的另一指征和诀窍。

2. **加紫草、地肤子、徐长卿**　带状疱疹除了疼痛剧烈外，少部分患者则以瘙痒难耐为主，尤以病灶发于眼周、面部时明显。对此，笔者多用瓜蒌散加紫草、地肤子、徐长卿各10g，增强凉血、疏风、止痒之功，每多获良效。

3. **内外合用**　对于急性的带状疱疹，除内服瓜蒌散加减方后，笔者恒加自拟外用验方：乌梢蛇30g，冰片10g，地榆20g，延胡索10g，乳香10g，没药10g，研末，以凡士林或蜂蜜调和，外用涂患处（曾载于《中国中医药报》），具有快速止痛和快速消除疱疹、促进表皮愈合和减少皮肤感染等特殊功效。

【验案解构】

李某，女，48岁，2013年7月15日初诊。胁肋反复发作烧灼样痛3年余，加重2日。述3年前曾患带状疱疹，愈后胁痛反复发作，曾服龙胆泻肝汤、元胡止痛片及维生素 B_1 片等，病情一直难以断根，经人介绍来诊。刻诊：左胁肋部疼痛，呈烧灼样，夜间加重，伴口苦，小便黄，纳食一般，眠差，舌红苔薄黄，舌底静脉瘀曲，脉弦数。

六经辨证思维及诊治

左胁肋部疼痛，呈烧灼样，口苦，脉弦数，为少阳病，少阳火郁。

夜间加重，小便黄，纳食一般，舌红苔薄黄，舌底静脉瘀曲，为阳明病，阳明瘀热。

四诊合参，共为少阳阳明合病。证属火郁脉络，瘀热阻滞。处以瓜蒌散加味方：瓜蒌壳20g，瓜蒌仁10g，柏子仁15g，板蓝根15g，红花10g，延胡索15g，炒川楝子15g，生甘草10g，4剂，水煎服。

药后痛减，诸证悉轻，唯大便稍稀，减瓜蒌仁，加味当归9g，继拟6剂而愈。

按：单纯的瓜蒌散原方虽可用于带状疱疹及后遗神经痛，但有时临床效果却不尽确然。2年前，有位患者前来配方时，述同村某医有一治带状疱疹后遗神经痛特效方：全瓜蒌30g，红花10g，芍药30g，甘草10g，延胡索18g，川楝子18g，此患者前后服6剂而愈。虽也是瓜蒌散的底子，但尚加了芍药甘草汤和金铃子散，且延胡索、川楝子用量特重。后照方稍事加减移用于临床以来，疗效皆不俗。2018年6月又曾用此方加减治一82岁女性高龄患者，前后4诊，共服药24剂，止痛明显，疱疹消除迅速，且未遗留神经痛。

一七／小青龙汤证——咳喘案

◆ 方药组成

麻黄6g，桂枝6g，芍药6g，细辛6g，干姜6g，五味子6g，半夏10g，炙甘草4.5g。

◆ 用法

原方，上八味，以水一斗，先煮麻黄，减二升，去上沫，内诸药，煮取三升，去滓，温服一升。若渴，去半夏，加瓜蒌根三两；若微利，去麻黄，加芫花，如一鸡子，熬令赤色；若噎者，去麻黄，加附子一枚，炮；若小便不利，少腹满者，去麻黄，加茯苓四两；若喘，去麻黄，加杏仁半斤（去皮尖）。且芫花不治利，麻黄主喘，今此语反之，疑非仲景意。

现代，水煎，撇沫，温服。

◆ 运用要点

证属外寒内饮。症见发热恶寒，无汗咳喘，痰多清稀，胸痞满不得平卧，或身体疼重，头面肢体浮肿，舌淡苔白滑，脉浮或浮紧等。临证以发热恶寒、无汗咳喘、痰多清稀、舌淡苔白滑为运用眼目。

【 六经方证病位 】

主治外有表寒，内有水饮停滞之证，划归太阳太阴合病之方。

【 方证辨析 】

本方出自《伤寒杂病论》。方中麻黄发汗解表，宣肺平喘，肃降肺气而利水；桂枝发汗解表，与麻黄相须而用，温阳化气而行水；干姜、细辛温肺化饮；半夏和胃散结，化痰消饮；五味子敛肺气；白芍和营阴；甘草补气，调和诸药。诸药合用，共达解表散寒、温肺化饮之功。

【 临证札记与拾遗 】

小青龙汤证见于《伤寒论》40条："伤寒表不解，心下有水气，干呕，发热而咳，或渴，或利，或噎，或小便不利、少腹满，或喘者，小青龙汤主之。"41条："伤寒，心下有水气，咳而微喘，发热不渴，服汤已，渴者，此寒去欲解也。小青龙汤主之。"以及《金匮要略·肺痿肺痈咳嗽上气》15条："肺痈胸满胀，一身面目浮肿，鼻塞清涕出，不闻香臭酸辛，咳逆上气，喘鸣迫塞，葶苈大枣泻肺汤主之。方见上，三日一剂，可至三四剂，此先服小青龙汤一剂乃进。小青龙汤方见咳嗽门中。"《金匮要略·痰饮咳嗽》23条："病溢饮者，当发其汗，大青龙汤主之，小青龙汤亦主之。"35条："咳逆倚息不得卧，小青龙汤主之。"《金匮要略·妇人杂病》7条："妇人吐涎沫，医反下之，心下即痞。当先治其吐涎沫，小青龙汤主之；涎沫止，乃治痞，泻心汤主之。"

一、小青龙汤使用注意

临床运用小青龙汤时，需密切注意以下环节：

1. 全方总体的剂量不宜过大，且方中诸药剂量配比比例需灵活掌握。如寒重则以解表发汗为主，当重用麻、桂；饮盛则以温肺化饮为主，姜、辛可酌加；同时，五味子量不可太大，以免酸敛太过，不利肺气的宣降，以及过于酸涩则多碍口。

2. 小青龙汤证之痰质，多为清稀泡沫样，落地成水，或痰寒而亮，状若蛋清。南京黄煌先生形象地喻为：水样的泡沫水样的痰。可作为临证辨识的重要参考特征之一。笔者将其引申为鼻流清涕如水、白带清稀如水等。酌情加减后，同样疗效显著。

3. 小青龙汤中麻黄、桂枝等量，虽有芍药、五味子之制，但具有一定的发汗之力，因此本方的运用指征总体以无汗为宜，同时因能发散阳气，又能伤阴动血，即有上耗肺气、下拔肾根之虞，也不宜久服。

二、方后注"减麻黄"简析

有关小青龙汤后的加减诸法中，有的注家依据仲景所列五法即有四法均去麻黄，认为姜、辛、味为方中主药，不可挪移，其他的即便麻黄也可加减、代用或不用。特别是对方后注"若喘，去麻黄，加杏仁半升，去皮尖"，对此的解释为：用宣降的杏仁可代麻黄，并可以开肺化饮。但笔者认为：

1. 本方的特点为外寒内饮之证而设，必须解表散寒、温肺化饮共用，内外同治，特别是有外寒时，麻黄不可减。否则，若仅发汗散寒，则水饮不化；同样，若仅温肺化饮，则表寒不解。

2. 小青龙汤除治外寒内饮外，在《金匮要略》中尚有"病溢饮者，当发其汗，大青龙汤主之，小青龙汤亦主之"，即用小青龙汤治溢饮时，必须要用小青龙汤中麻黄、桂枝的发汗功能。同是使用小青龙汤，但麻黄亦不能减。

3. 小青龙汤主证虽是外寒内饮，但也不一定必见外寒才可运用，如治内伤之哮喘，即仲景所谓"咳逆倚息不得卧"，即属肺中寒饮为患时，麻黄担当平喘之责，为方中主药，亦不可轻易增减。

因此，依据方后加减法，轻易地否定麻黄的重要作用，显然是片面的。应当遵循的原则是：治外感，属外寒内饮时，麻黄不可减。反之，治内伤，无外寒，但属寒饮时，麻黄可减，此二者，当灵活看待。

三、名家运用小青龙汤证特征

对于小青龙汤的临床运用，相对较为全面的是伤寒大家刘渡舟教授倡导的辨证诸法，如首辨气色，即患者面部多呈黧黑之色。次辨脉证，即脉多见弦、见沉。若尺脉见迟或尺脉微，属心肾先虚，荣气不足，则不能滥用。再次辨舌，即舌苔多呈水滑。同时辨痰涎则痰涎量多、痰咳较爽；辨咳喘则咳重喘轻、喘重咳轻或咳喘皆重俱有；辨咽喉则小青龙汤证的咽喉应该是淡白或水肿等，可谓极其详尽小青龙汤证的临床运用指征。

【验案解构】

宋某，女，61岁，2014年12月7日初诊。素有哮喘病史4年，感寒后加重4日，自服咳速停糖浆、氨溴索片、阿莫西林胶囊等不解而来诊。刻诊：咳嗽，咳白色清稀痰，气促，以夜间为甚，伴咽痒，怕冷恶风，身痛，纳眠差，二便尚可，舌淡苔白，脉浮紧。

六经辨证思维及诊治

咽痒，怕冷恶风，身痛，脉浮紧，为太阳病，风寒束表。

咳嗽，咳白色清稀痰，气促，以夜间为甚，伴恶寒，舌淡苔白，为太阴病，水饮内停。

四诊合参，共为太阳太阴合病，证属风寒外束，水饮内停。处以小青龙汤加味：麻黄4g，桂枝4g，芍药4g，细辛4g，干姜4g，五味子4g，半夏9g，炙甘草4g，射干6g，矮地茶12g，2剂，水煎服。

药后诸症悉减，唯余少量余痰未清及纳食稍差，易为苓桂术甘汤合六君子汤，3剂而愈。

按：小青龙汤证不仅外有表寒，而且痰饮的产生为阳虚所致，即俗称的"寒饮"。方中干姜能温脾化饮，祛肺中寒气；细辛性辛散，入肺、肾经，擅长通行上下，降逆止咳，驱寒逐饮，二者相互为用，为治寒饮的常用对药。因此，干姜不能以生姜代用，细辛则以辽细辛的品质为佳。

小青龙汤证的转方，可依据咳时治肺、平时治脾的原则，多以苓桂术甘汤、二陈汤、四君子类方等善后，以减少复发。

柴葛解肌汤证——三阳合病高热案

◆ **方药组成**

柴胡12g，葛根12g，甘草4g，黄芩10g，芍药6g，羌活6g，白芷6g，桔梗10g，生石膏9g，生姜10g，大枣12g。

◆ **用法**

水煎温服。

◆ **运用要点**

证属外感风寒，郁而化热。症见恶寒渐轻，身热渐盛，头痛，四肢酸楚，目痛鼻干，心烦不眠，眼眶痛，舌苔薄，脉浮数或浮而微洪。临证以恶寒轻、身热盛、头痛、四肢酸楚、眼眶痛、舌苔薄、脉浮数或浮而微洪为运用眼目。

【六经方证病位】

主治三阳合病之证，划归太阳少阳阳明合病之方。

【方证辨析】

本方出自明代陶华所著《伤寒六书》。方中柴、葛辛凉解肌，透解少阳阳明之邪；羌活、白芷辛温，发散太阳之表寒；石膏、黄芩清泄阳明郁热；芍药、甘草和营泄热，生津缓急；桔梗开宣肺气；生姜助羌、芷散寒，合大枣调和。诸药合用，共奏解肌散寒、清泄郁热之功。

【临证札记与拾遗】

柴葛解肌汤见于《伤寒六书》，主治："足阳明经受邪目痛，鼻干，头痛，眼眶痛，脉来微洪，宜解肌，属阳明经病。"为治疗四时感冒的良方。诚如《医宗金鉴·伤寒心法要诀》云："此方陶华所制，以代葛根汤。凡四时太阳阳明少阳合病轻证，均宜以此汤增减治之。"

一、柴葛解肌汤方义及特点

本方可视作葛根汤合小柴胡汤加石膏等增损而成，主要针对表寒轻，里热盛，旁及半表半里，但偏于里热的特点，去辛温之桂枝，并用羌活代麻黄，合柴、葛、石膏作为方中主要药物，以通治三经。其基本病机为俗称的"寒包火"。本方具有如下特点。

1. **退热快** 方中柴、葛、羌、膏长于清透三阳之热，为方中核心药物。方证相合，多以1~2剂即见效。

2. **止痛效果好** 本方证寒轻热重，身、头、腹部疼痛极其明显，尤以头部前额为重，并连及眼眶和眉骨。方中既有柴、葛、羌以解头、身痛，又有芍药、甘草可缓胃肠型外感之腹部疼痛，同时对肢体、颈项痉痛亦有良效。

3. **轻用石膏** 因本方证之热重是与寒轻相对而言，仅为郁热初始，非为里热炽盛。对此，后世医家多解释为郁热既在阳明之表，也在阳明之里，但以偏在阳明之表为主，是以轻用石膏。

二、柴胡用之当否辨

陶氏柴葛解肌汤中诸药可据三经之邪的轻重适当增损加减，临证退热、止痛效果极其显著，是不可多得的高效退热良方之一。但是部分医家对此方亦有猛烈抨击，如费伯雄在《医方论》中云："此证无胁痛、耳聋之象，与少阳无涉，乃首用柴胡，开门揖盗，一忌也；大青龙汤用石膏，全为烦躁而设，辄用石膏以伤胃气，二忌也。此方断不可用。"清代《王旭高医书六种》中则说："此汤以羌、葛、柴胡并用，而石膏、黄芩等为佐，乃统治三阳经表证，寒将化热之法。若谓太阳、阳明合病，则柴胡尚不宜用，而节庵用之，何也。"

从临床实证看，柴葛解肌汤证之热势多呈旋升旋降、寒热往来之特点，符合柴胡汤证"但见一证便是"的经旨，用柴胡并无开门揖盗之弊；此外，陶氏创制此方时虽用石膏，但选择轻量，并有姜、枣监制，临床不仅少有伤胃气之弊端，反而疗效倍增。是以清代吴谦等在《医宗金鉴·删补名医方论》中说："陶华制此以代葛根汤。不知葛根汤只是太阳、阳明药，而此方君柴胡，则是又治少阳也，用之于太阳、阳明合病，不合也。若用之以治三阳合病，表面邪轻者，无不效也。仲景于三阳合病，用白虎汤主之者，因热甚也。曰汗之则谵语遗尿，下之则额汗厥逆，正示人唯宜以和解立法，不可轻于汗下也。此方得之葛根、白芷，解阳明正病之邪，羌活解太阳不尽之邪，柴胡解少阳初入之邪。佐膏、芩治诸经热，而专意在清阳明，佐芍药敛诸散药而不令过汗，桔梗载诸药上行三阳，甘草和诸药通调表里。施于病在三阳，以意增减，未有不愈者也。若渴引饮者，倍石膏，加栝蒌根，以清热而生津也。若恶寒甚、无汗，减石膏、黄芩，加麻黄，春夏重加之，以发太阳之寒。若有汗者，加桂枝以解太阳之风，无不可也。"可谓深得制方之义。

三、自拟新方

临床上，陶氏柴葛解肌汤应用范围极其广泛。笔者依此方原意，另拟一基础方：柴胡6~10g，葛根6~10g，苏叶6~10g，羌活3~6g，黄芩3~6g，半夏6~10g，赤芍6~10g，生甘草3~4.5g，大枣10g，水煎服。

1. **方义及对药**　柴、苏、葛、羌亦为其中主药，并合小柴胡汤之半、黄芩汤，长于退热、开胃、止痛、止泄。

2. **常规加减**　临证可据发热、呕吐、泄下、腹痛等症灵活加减，如热重加石膏、连翘；呕吐加生姜；泄重加灶心土；腹痛加木香等，尤宜于胃肠型感冒及幼儿外感发热。

【验案解构】

赵某，男，41岁，2017年12月11日初诊。发热头痛2日。感寒后出现发热、头痛等，自服快克、板蓝根片、病毒灵等成药，一度热退，但旋即又升，缠绵难愈而来诊。刻诊：发热，面红，头痛，肢体酸楚乏力，咽痛，咽干，微渴，纳眠一般，大便正常，小便黄，舌红苔黄厚，脉浮数。体温：39.1℃。

六经辨证思维及诊治

头痛，肢体酸楚乏力，为太阳病，风寒外束。

发热，旋即又升，缠绵难愈，咽干，为少阳病，火郁半表半里。

咽痛，微渴，小便黄，舌红苔黄厚，脉浮数，为阳明病，寒郁化火。

四诊合参，共为太阳少阳阳明合病，证属风寒外束，寒郁化火。处以陶氏柴葛解肌汤：柴胡12g，葛根12g，甘草4g，黄芩10g，芍药6g，羌活6g，射干10g，桔梗10g，生石膏9g，生姜10g，大枣10g，滑石粉12g（包煎），2剂，水煎服。

服药1剂后热渐解，2剂热平，唯留少许咳声，嘱适当休息而愈。

按：滑石粉，功能清热解暑、利水通淋，可使热从小便而走，且利水不伤阴，也是笔者常用加减法之一，效果显著。

一九 / 大青龙汤证——表寒里郁热案

◆ **方药组成**

麻黄12g，桂枝5g，炙甘草5g，杏仁12g，生姜6g，大枣15g（擘），石膏30（碎）。

◆ **用法**

原方，上七味，以水九升，先煮麻黄，减二升，去上沫，内诸药，煮取三升，去滓，温服一升，取微似汗。汗出多者，温粉扑之。一服汗者，停后服。若复服，汗多亡阳遂（一作逆）

虚，恶风，烦躁，不得眠也。现代，水煎，撇沫，温服，得汗则止。

◆ **运用要点**

证属表寒里热。症见发热恶寒，无汗，烦躁，身疼痛，脉浮紧，或身不疼但重，乍有轻时，脉浮缓，无少阴证等。临证以发热恶寒、无汗、烦躁、脉浮紧为运用眼目。

【 六经方证病位 】

主治外有表寒，内有里热，并伴烦躁之证，划归太阳阳明合病之方。

【 方证辨析 】

本方出自《伤寒杂病论》，可看作麻黄汤变方。方中麻黄用至六两，重在发汗解表，以除表闭；石膏清透里热，以除烦躁；桂枝合麻黄，发汗之力更著；杏仁宣肺；倍甘草，加生姜、大枣以和营调卫，助麻、桂发汗解表。

【 临证札记与拾遗 】

大青龙汤见于《伤寒论》38条："太阳中风，脉浮紧，发热恶寒，身疼痛，不汗出而烦躁者，大青龙汤主之。若脉微弱，汗出恶风者，不可服之，服之则厥逆，筋惕肉瞤。此为逆也。"39条："伤寒，脉浮缓，身不疼，但重，乍有轻时，无少阴证者，大青龙汤发之。"以及《金匮要略·痰饮咳嗽》23条："病溢饮者，当发其汗，大青龙汤主之，小青龙汤亦主之。"

一、大青龙汤"十证"

麻黄汤证在临床运用中，主要以"头痛、发热、身疼、腰痛、骨节疼痛、恶风、无汗、气喘"八症为眼目。大青龙汤则可归结为"十证"，即在麻黄八证基础上加烦躁，且必须无少阴证，笔者将其归结为大青龙汤运用"十证"。当然，临证使用时，麻黄汤、大青龙汤虽不必八证、十证悉具，亦有运用机会。但麻黄八证加烦躁赅备的情况下无少阴证，则为使用大青龙汤必具的硬性指标。且凡阳气不足、表虚有汗、脉微弱者，一律禁用。

大青龙汤证机为风寒束表，郁热失宣入里，其主见的烦躁与发热、不汗出密切关联。在使用大青龙汤后，常可一汗而解，符合"体若燔炭，汗出而散"之意。而且大青龙属发汗峻剂，服后汗出是表邪已解的标志。是以方后注特别强调"当一服汗者，停后服。"

二、大青龙汤过汗救逆法

临床上，当麻黄八证加烦燥具备，但有少阴证者，属伤寒"坏病"范畴之一，则不可妄用大青龙汤，而宜选麻辛附、麻甘附，或观其脉证，知犯何逆，随证治之。而一旦误用，出现过汗时，《金匮要略》提出"汗多者，温粉粉之"。亡阳救急则宜用四逆汤、茯苓四逆汤、桂枝加附子汤、真武汤或李可老中医的破格救心汤之属。

三、仲景运用大青龙汤证规律

在《伤寒杂病论》中，仲景运用大青龙汤证主要有以下三种情况：

1. 用于太阳表寒外束，郁热不宣入里之证，明确标注有烦躁，见《伤寒论》38条。

2. 用于风寒外束所致水湿之邪郁闭于体表之证，明确标注无少阴证，见《伤寒论》39条。

3. 用于治溢饮，即《金匮要略》云："病溢饮者，当发其汗，大青龙汤主之，小青龙汤亦主之。"

其中，用于治溢饮的条文，既无明确标注有"烦躁"，又无标注"无少阴证"，对此，传统主要用大青龙汤"发越水气"来解释，并多认为无烦躁。但从溢饮的概念看，《金匮要略》有"饮水流行，归于四肢，当汗出而不汗出，身体疼重，谓之溢饮"的界定。而所谓溢者，《说文解字》里云："器满也。"实际上，不仅要满，且必须到一定程度才会溢出。仲景所言溢饮也如此，只有当饮邪盛至一定程度，才会见到肌表四肢的水饮。在此过程中，必然会伴随郁而化热入里的概率。以此推测，需要用大青龙汤主之的溢饮，必具烦躁。而反之，若溢饮不见烦躁，欲运用大青龙汤时，当慎之又慎。

北京中医药大学裴永清教授在归纳大青龙汤的方药证治特点时认为：

1. 在麻黄汤证情基础上，兼有里热烦躁证，故取麻黄汤之义以解表寒，加生石膏以清里热而除烦。

2. 用于治疗溢饮兼有里热者。应该也是支持大青龙汤所治的溢饮，当见里热烦躁证。

另外，大青龙汤总属发汗峻剂，方中麻黄用至六两，走表发汗、开泄力较强，不是一见溢饮就能随便用的。且汤药之峻势，根本不会因传统的"发越水气"的说法而百无禁忌。

同样，"大青龙汤主之"条文后面，紧接有"小青龙汤亦主之"，于无字处也间接提示需辨证而为。也即如用大青龙汤，则必须具备大青龙汤证的"十证"主要特征时才能使用，特别是烦躁和无少阴证必须满足。在这点上，不仅大青龙汤，所有经方的运用都必须遵循辨证机、析方证、合药证、明常变和参体质等原则。

四、大青龙汤发汗浅说

大青龙汤是《伤寒论》中公认排名第一的发汗峻剂。方中麻黄用量六两，桂枝二两，石膏如鸡子大，麻黄又是其中起主要发汗作用的药物。而制约或增损麻黄发汗的药很多，如桂枝、杏仁、石膏、芍药、五味子等。按照仲圣制方规律，当大青龙汤中麻黄用量不变的前提下，如果将桂枝增量、石膏减量，那么大青龙汤发汗的排名恐怕得后延。类似的越婢汤，麻黄虽也用六两，但无桂枝、杏仁相助，石膏用至半斤，远超大青龙汤中的鸡子大，故发汗力度减，为发越水气之剂。

通常情况下，经方发汗，很多是要有助力的，比如用桂枝汤发汗，需热粥加温覆，麻黄汤也要温覆等。同时，方中各药配比、监制、佐使，以及患者体质等，都会影响出汗与否。当然，临床也有使用大青龙汤不发汗的，一是麻黄用量过小；二是监制之药用量比例过大；三是素体肌腠紧密，不易出汗者；四是用大青龙汤治溢饮时，邪从小便而走，非从肌表而透，当具体分析。

曾治一位27岁男性荨麻疹患者，平素几乎很少出汗，汗出则舒。历经中西医各种治疗，但疗效不显，瘙痒和烦躁难耐。2年前初诊时曾经一汗得解，病情暂安半年。之后再发时，任用风类药或小剂量麻黄，均难取汗。今年5月再次复诊，处以大青龙汤7剂，麻黄用至15g，选择另包，一是利于先煎撇沫，二是方便根据汗出情况增损麻黄用量，以免过汗。近期该患者带其母来诊，述服药至第3剂后方始汗出畅快，现尚剩2剂，诸症若失，饮食亦无所忌宜，皮肤疾患也未再发。大青龙汤连开7剂，为笔者生平第一次。但特殊体质的患者或方药剂量配比失调，用了大青龙汤后，达不到预期出汗效果的，临床亦屡见不鲜。

【 验案解构 】

李某，男，40岁，2011年11月26日初诊。夜间感寒后出现头痛、身痛，自服克感敏1粒。晨起稍轻，午间忽然寒热交作，自测体温最高达39℃而求诊。刻诊：头痛欲裂，身痛，无汗，恶寒，口干，微咳，时感烦躁不宁，纳差，大便稍硬，腹不胀，小便可，舌红苔白，脉浮紧。外观形体壮实。

六经辨证思维及诊治

发热，头痛欲裂，身痛，无汗，恶寒，微咳，纳差，苔白，脉浮紧，为太阳病，太阳表实。

口干，时感烦躁不宁，大便稍硬，腹不胀，舌红，为阳明病，阳明里热。

四诊合参，共为太阳阳明合病。证属表寒里热。治宜解表清里。据证处以大青龙汤加味：麻黄15g(先煎撇沫)，桂枝10g，杏仁12g，生石膏45g，炙甘草6g，生姜6g，大枣30g，浮萍15g，2剂。一剂微汗出，继服一剂，汗出畅快，热退，诸症悉解。

> **按：**大青龙汤在临床上应用的概率相对较少，但一旦方证相应，既能治热病，又能治杂病。其建功重在得汗，汗出畅快，常能使诸多顽疾重症一剂而解。但汗不得法，特别是过汗或辨证失误时，又常置人于危地。

二〇

赵氏荆防败毒散证——小儿遗尿案

◆ **方药组成**

　　荆芥6g，防风6g，白芷6g，苏叶6g，茜草10g，紫丹参10g，地榆10g，芦根12g，白茅根12g。

◆ **用法**

　　水煎温服。

◆ **运用要点**

　　证属太阳表邪不解，寒、湿、热、瘀、毒等诸邪内陷营阴及三焦，气机内郁。症见恶寒恶风，肢体重或酸楚、肿胀，皮肤、孔窍瘙痒，或分泌物增多，小便不利，舌红，苔薄黄或薄白稍腻，脉浮或沉细数等。临证以恶寒恶风，肢体重或酸楚，皮肤、孔窍瘙痒，小便不利，舌红，苔薄黄或薄白稍腻为运用眼目。

【 六经方证病位 】

主治太阳表邪不解，涉及寒、湿、热、瘀、毒等诸邪内陷营阴及三焦，并以表气失于伸达而内郁为主，划归太阳阳明太阴合病之方。

【 方证辨析 】

赵氏荆防败毒散变方散见于《赵绍琴医学全书》，赵老并未命名，系笔者归纳而得。方中荆芥、防风、白芷、苏叶透表逐邪，属太阳病药；茅根、芦根，清热疏解；茜草、地榆、紫丹参、槐花等凉血散血，活血利水，属阳明病、太阴病药，共为太阳阳明太阴合病之方。诸药合用，共达疏风散寒、畅气化湿、活血利水之功。

【 临证札记与拾遗 】

荆防败毒散原载于张时彻《摄生众妙方》中，当代温病学家赵绍琴先生擅用此方化裁治疗内、妇、儿、皮肤科诸疾，并自成一法，笔者将其命名为"赵氏荆防败毒散变方"。

一、赵氏荆防败毒散立义

1. **组方药证与药对** 荆芥：《本草从新》谓之："能发汗，散风湿，利咽喉，清头目，治伤寒头痛，中风口噤，身强项直。味辛，性微温。功能解表散风，透疹，消疮。在方中祛风除湿、透邪解表。

防风：《本草纲目》曰："三十六般风，去上焦风邪，头目滞气，经络留湿，一身骨节痛。除风去湿仙药。"《药类法象》曰："治风通用。泻肺实，散头目中滞气，除上焦邪。"味辛、甘，性微温，归膀胱、肺、脾、肝经。祛风解表，胜湿止痛，止痉。在方中祛风除湿。

荆、防合用，其中荆芥芳香气烈，疏风邪，又能宣血中之风，防风为风中润药，升浮走表散风寒，为祛湿之要药；荆芥发汗力强，防风其性较温；荆芥偏入血分，防风偏入气分。故二药相配，属相须为用，气血同调，加强祛风解表之功。后世常以此对药，代替发汗峻品麻黄。

白芷：性温，味辛、微苦，祛风湿，活血排脓，生肌止痛。在方中借助其气味芳香、性辛温之特点，以达祛风除湿之功。

苏叶：性温，味辛，解表散寒，和中止呕，行气宽中，安胎。在方中解表散寒。

茜草、紫丹参、地榆：活血、凉血、散血以解毒。同时，血行则气畅、湿化。

芦根、白茅根：清热疏解，除邪清而不峻，疏而不过，使邪从小便而走，但无伤正之弊。

2. **组方立意**　赵氏荆防败毒散基础方由荆芥、防风、白芷、苏叶、茜草、紫丹参、地榆、芦根、白茅根组成。本方看似平淡无奇，但细思之下，立意奇巧。全方外可疏风清解，内可调血活血，风行气舒血畅，气血周流和顺，有内外和调之功，阴阳并举之妙。并长于发越风寒湿瘀，燮理气血而逐邪。

同时，赵氏荆防败毒散一方以风药为主，意在风药具有行气、畅血、逐寒、化湿和透表之功，合茅根、芦根、茜草、地榆、丹参等清热、凉血、散血，以祛三焦水、湿、瘀诸毒。诸药相合，共寓从表透散风、寒、湿、热、瘀、毒等诸邪，并从营阴、血络和三焦外达之功，可谓将风药的运用做到了极致。

临床方证相合，加减得法，其药性药量虽轻，但可胜任诸多沉疴顽疾。临证中除外感、各类皮肤疾患、痛风、肾炎、尿毒症、脱发等外，近年尚辨证加减用于亚健康体质调理和肾性高血压等，均获良效。

3. **运用要点** 方中荆、防等风药，用量宜轻，常规剂量为6～10g，重用或久用有助火之弊；同时，全方总体药性以轻清为主，不耐久煎。久煎则易挥发，影响药力，常以开水煎沸15～20分钟为宜。

二、刘渡舟教授荆防肾炎汤

无独有偶，伤寒大家刘渡舟教授在临床上亦喜用荆防败毒散，并加减制成一方，由荆芥、防风、柴胡、前胡、羌活、独活、枳壳、桔梗、川芎、茯苓、半枝莲、白花蛇舌草、生地榆、炒槐花、赤芍组成，定名"荆防肾炎汤"，对肾性疾病疗效极其显著，可堪师法。

赵氏荆防败毒散与刘老荆防肾炎汤相比，前者长于疏风凉血、化浊祛瘀，后者则长于疏风渗湿、解毒消肿。但二者都同时具有畅达气机，并使邪气从上、中、下三焦分消的特点。

【 验案解构 】

郭某，男，10岁，2016年8月3日初诊。夜间睡眠中遗尿2年余，遍服单偏方无效。刻诊：夜间需家人定时唤醒起夜，否则遗尿2～3次，尿后精神疲乏，小便色黄，舌红苔黄，脉沉细。形体偏瘦，平素喜食生冷和麻辣食品，易于咳嗽，咽痛和脐痛。

六经辨证思维及诊治

夜间遗尿，尿后精神疲乏，为太阳病，太阳膀胱气化失司。

小便色黄，舌红苔黄，为阳明病，郁热。

四诊合参，共为太阳阳明合病，证属邪郁三焦，水道失约。拟方赵绍琴教授荆防败毒散加减：荆芥6g，防风6g，白芷6g，茜草6g，丹参10g，地榆6g，白茅根15g，雷丸2g（分冲），使君子6g，白果

4.5g，百部6g，龙骨15g，6剂而愈。

后患儿家人多次来诊时，要求巩固，又继拟原方7剂，至今未发。后来，其又多次介绍他人来诊。

按：本案能够参考的主证和兼夹证不多，结合体质和舌脉，以及荆防毒散方证可治"分泌物增多，小便不利"，而将遗尿考虑为类似"分泌物增多"的特点，且肺为水之上源，具有通调水道之功，选择从肺论治而获良效。另外，雷丸、使君子本为驱虫药，将之运用于儿科，亦私学自赵绍琴教授之法，但赵老未说明使用原因。笔者体会，儿科患者，特别是怪病、杂病中，多有虫积作祟袭扰，常使人不安。用此二药驱虫逐邪，可达除烦安神之功，属赵老经验用药。但赵老用雷丸直接入汤剂，而雷丸一般不宜入煎，高温煎煮后会导致药效全失，故临床还是以研末分冲效果最佳。

桂枝加附子汤证——过敏性鼻炎案

◆ 方药组成

桂枝10g，芍药10g，甘草6g，生姜10g，大枣30g，附子10g。

◆ 用法

原方，上六味，以水七升，煮取三升，去滓，温服一升。现代，水煎温服。

◆ 运用要点

证属汗漏津伤，阳虚失固。症见出汗不止，恶风，肢体拘急或疼痛，小便难，手足欠温，舌淡，苔白润，脉浮大或沉细无力等。临证以汗出不止、恶风、四肢拘急、小便难、脉浮大无力为运用眼目。

【 六经方证病位 】

主治太阳病过汗而漏，以致津伤，划归太阳少阴合病之方。

【 方证辨析 】

本方出自《伤寒论》。方中桂枝汤调和营卫，解肌祛风；附子温经复阳，助气以止汗。诸药合用，共达调和营卫、温阳固表之功。

【 临证札记与拾遗 】

桂枝加附子汤见于《伤寒论》20条："太阳病，发汗，遂漏不止，其人恶风，小便难，四肢微急，难以屈伸者，桂枝加附子汤主之。"

一、方药组成

本方为桂枝汤加附子而成，既具备桂枝汤方证的主要特征，又具附子的药证。其中：

附子：《神农本草经》载录："味辛，温。主治风寒咳逆，邪气，温中，金创，破癥坚积聚，血瘕，寒湿踒躄，拘挛，膝痛不能行走。"

桂枝汤证和桂枝加附子汤证均可见恶风，但桂枝加附子汤证的恶风程度更重，即便无自然界外部之风吹袭，亦感肌肉、骨节空空如也，厚衣棉被温覆亦有晰晰之感。另外，有关方证中小便难、四肢微急，代表津伤的严重程度。其中小便难，提示气血水津周流循环障碍。四肢微急，提示津伤，筋脉、肌肤、骨节失养。倘若再加重，则会出现肢体的痉挛。

同时，从药量上看，桂枝汤中桂枝、芍药用三两，甘草二两；桂枝加附子汤则桂枝、芍药、甘草均为三两。笔者体会，汗出过多，如再漏下不止，在一定程度上会同时损及心阳之气。因心中阳气受损，故重用甘草甘温益气，合桂枝辛甘化阳，以助心中阳气复生，从而达阳复而阴济之功。

二、漏汗概念

漏汗属证名，见于《伤寒论》中，指因表证发汗太过，以致阳气受伤，卫虚不固，汗液漏出不止的现象，以漏而言，形容出汗之多。漏汗的发生，不仅有阳气不足的表现，同时还存在津液急剧耗损的现象，故临床常伴有小便短少、排尿困难、四肢微拘急、关节屈伸不利等症状。

临床上，其他如乳溢、崩漏、带下淋漓不尽、鼻炎发作时清涕如水不止等，凡符合桂枝加附子汤证的，均可参此辨证使用本方，不唯漏汗。

三、津液与阳气的关系

有关桂枝加附子汤证中津液与阳气的关系，近代中医大家陆渊雷先生在注解本条的按语时，曾有著名的论断："津伤而阳不亡者，其津自能再生。阳亡而津不伤者，其津亦无后继。是以良工治病，不患津之伤而患阳之亡。阳明之津液干枯，阳亡而津不继也，回其阳则津自生；少阴病之津液干枯，阳亡而津不继也，回其阳则津自生。"

事实上，陆氏把本方看作仅偏养其阳，而达养津之功。虽然在一定程度上揭示了津液和阳气互生互长、唇亡齿寒的关系，但也忽略了桂枝汤本就能补津虚的功能。方中桂枝汤与附子相合，津虚可补，阳虚可温，二者互生互长，生化无穷。表固汗止则津液自回，津回阳复则小便自利，四肢拘急自伸。临证既属对证之方，又为治本之法。

【验案解构】

李某，男，21岁，2011年10月13日初诊。反复流涕、鼻塞2年余。自幼体弱，2年来每接触粉尘或冷空气出现流涕。曾作过敏源检测及中西药治疗，症状反复发作不解，且因服用氯雷他定、扑尔敏等药后头昏、记忆力下降而来诊。刻诊：流涕，以白色水样清涕为主，严重时如水流滴，喷嚏交作，伴头昏，乏力，四肢酸痛，素恶风寒，喜温多寐，纳食一般，二便尚可，舌淡，苔白润，脉细无力。外观形体偏瘦。

六经辨证思维及诊治

流涕，以白色水样清涕为主，严重时如水流滴，喷嚏交作，头昏，乏力，四肢酸痛，恶风寒，为太阴病，太阴中风，表虚不固。

喜温多寐，舌淡，苔白润，脉细无力，为少阴病，阳虚失温。

四诊合参，共为太阴少阴合病，证属太阴中风，阳虚失温。治宜补虚以疏风，温阳以固表，据证处以桂枝加附子汤加味：桂枝10g，赤芍10g，炙甘草6g，大枣20g，生姜10g，炮附子10g（先煎），防风10g，羌活6g，仙鹤草30g。6剂，水煎。药后诸症悉减，前后三诊，方中附子依次加量为15g、20g，共服18剂而愈。

按：本案虽无汗漏不止之主证，但汗、水、津、血同源。且患者涕流如水，形似汗出不止。又《伤寒论》274条"太阴中风，四肢烦疼，脉阳微阴涩而长者，为欲愈"。281条"少阴之为病，脉微细，但欲寐也"。故以桂枝汤补虚固表以祛风，附子温阳，羌、防疏风通窍，仙鹤草收敛补虚。

小陷胸汤证——卧起后腰痛加重案

◆ **方药组成**

　　黄连6g，半夏15g，瓜蒌壳15g。

◆ **用法**

　　原方，上三味，以水六升，先煮瓜蒌，取三升，去滓，内诸药，煮取二升，去滓，分温三服。现代，水煎温服。

◆ **运用要点**

　　证属痰热结于心下。症见心下痞硬，按之痛，或咳痰黄稠，甚则恶心呕吐，大便秘结，舌红，苔黄厚腻，脉浮滑。临证以心下痞硬，按之痛，或咳痰黄稠，舌红、苔黄厚腻、脉浮滑为运用眼目。

【 六经方证病位 】

主治痰、热互结之证，划归阳明太阴合病之方。

【 方证辨析 】

本方出自《伤寒论》。方中黄连性味苦寒，清泄心中结热；半夏性味辛散，涤饮散结；瓜蒌性味甘寒，开结润下，以缓急止痛。三药合用，共达清热涤痰、散饮开结之功。

【 临证札记与拾遗 】

小陷胸汤见于《伤寒论》138条："小结胸病，正在心下，按之则痛，脉浮滑者，小陷胸汤主之。"141条："病在阳，应以汗解之，反以冷水潠之，若灌之，其热被劫，不得去，弥更益烦，肉上粟起，意欲饮水，反不渴者，服文蛤散；若不差者，与五苓散。寒实结胸，无热证者，与三物小陷胸汤。白散亦可服。"

一、方药药证

小陷胸汤由黄连、半夏、瓜蒌三味药组成，其中：

瓜蒌：《神农本草经》谓："味苦，寒。主治消渴，身热烦满，大热，补虚，安中，续绝伤。"《名医别录》载："名黄瓜。治胸痹，悦泽人面。枸杞为之使，恶干姜，畏牛膝干漆，反乌头。"在方中清热涤痰，宽胸散结。方后注有"先煮"，意在"以缓治上及缓急止痛"，而达宽胸、利膈、通痹、散结之功。

半夏：《神农本草经》谓："味辛，平。主治伤寒寒热，心下坚，下气，喉咽肿痛，头眩，胸胀，咳逆，肠鸣，止汗。"《名医别录》载："生微寒，熟温，有毒。主消心腹胸中膈痰热满结，咳嗽上气，心下急痛坚痞，时气呕逆，消痈肿，胎堕，治萎黄，悦泽面目。生令人吐，熟令人下，用之汤洗，令滑尽。"在方中辛温涤饮，化痰散结。

黄连：《神农本草经》谓："味苦，寒。主治热气，目痛，眦伤，泣出，明目，肠澼，腹痛，下痢，妇人阴中肿痛，久服令人不忘。"《名医别录》载："微寒，无毒。主治五脏冷热，久下泄澼脓血，止消渴大惊，除水，利骨，调胃，厚肠，益胆，治口疮。"在方中苦寒清泄，泄热除痞。

二、主要证机

小陷胸汤原方治伤寒表证误下，邪热内陷，与痰浊结于心下的小结胸病。痰热互结心下或胸膈，气郁不通，故胃脘或心胸痞闷，按之则痛。治宜清热涤痰，宽胸散结。本方除主治小结胸病外，可广泛应用于痰热互结的各种内伤杂病，病位也不唯心下。如《医方论》云："小陷胸汤，非但治小结胸，并可通治夹滞时邪，不重不轻，最为适宜。"《医学入门》以本方加甘草、生姜，谓之"小调中汤治一切痰火，及百般怪病，善调脾胃，神效。"

三、治卧起后腰痛加重的机制

在《伤寒论临证杂录》一书中，张常春老中医曾有如下的记述和思辨："经常遇到这样的腰痛证：疼痛发作在睡卧之后，且大都于凌晨时出现，也有夜半因痛而惊醒者，只要起床行走片刻，其痛即能缓解。对此，有认为是肾虚，还有认为属瘀血使然，但无论用补肾药，还是通经活血药，药后皆如石沉大海。"张老根据肾虚和瘀血所致腰痛的特征，排除此二者。且抓住此症患者除局部的腰痛外，还时常在脐下至心下之间具有不同程度的压痛，并均无自发痛，与小陷胸汤的证候近似，从而试投小陷胸汤加减，结果疗效甚佳。对此，张老认为此类腰痛实为胃痛证，其病灶实在胃或十二指肠，而非腰部。最后，张老还以口腔溃疡、胃及十二指肠溃疡的发病病位范围例证他的观点，并附其常用加减方：黄连3g，蒲公英20~30g，瓜蒌皮3~10g，法半夏3g（热性者以竹茹6g代），丝瓜络6~10g，川楝子3~6g。其中蒲公英为治胃及十二指肠疾病的效药；丝瓜络理气通肾络；川楝子调肝和胃，理气止痛。

应该说，张老的这一提法让人眼前一亮，且习用此法以来，确实获益良多，极大地提高了辨证的准确率和治疗的有效率。但并不是所有卧起后腰痛加剧都能用小陷胸汤，笔者的经验有以下几点。

1. 紧抓痰热互结的病机特征。

2. 紧扣心下痞硬，按之则痛的腹证。

3. 注意与湿热腰痛的鉴别。此两种腰痛，均可见黄厚腻苔和卧起后腰痛加重，但痰热型偏于大便秘结，脉浮滑，心下痞痛明显；单纯的湿热型则偏于小便黄，脉濡数，无心下痞痛。

【 验案解构 】

李某，男，46岁，2016年5月19日初诊。反复腰痛4年余。前医治以肾虚或劳损，曾服六味地黄丸、汇仁肾宝等补虚药而不效，经人介绍来诊。刻诊：腰痛，以晨起时严重，每次起床后稍事活动方才有所缓解，伴咳嗽，咳稠痰，色黄，纳差少饥，舌红苔黄厚，脉滑数。查外观形体胖，剑突下压痛，喜抽烟。

六经辨证思维及诊治

痰色黄，舌红苔黄厚，脉滑数，为阳明病，里热。

咳嗽，咳稠痰，为太阴病，痰浊不化。

四诊合参，共为阳明太阴合病，证属痰热互结，肾络阻滞。处以小陷胸汤加减：黄连6g，瓜蒌皮10g，法半夏9g，丝瓜络10g，桑枝10g，独活6g，晚蚕沙10g（包煎），建曲10g，6剂，水煎服。

药后腰痛减，纳食开。继拟6剂而愈。

按：腰虽为肾之府，但无虚候时，宜疏不宜补，补反滞邪，留患无穷。其中，桑枝合丝瓜络为赵绍琴教授通肾络之气必用对药，疗效较佳；瓜蒌一物除能开痰散结外，其性辛润，润者，使物泽润，光滑也。不唯痰热腰痛，凡关节僵硬粘连疼痛，或转动受阻者，笔者恒加此药，多获良效。

值得注意的还有，此案的病名病种在辨证中基本处于边缘位置，而之所以使用小陷胸汤，主要是紧扣痰热互结的证机作为具体运用的核心。同时，临床上病名、证机、药证、方证相符固然最佳，但只有不囿于病名，充分结合辨证，方剂的应用方可获得最大范围的拓展，否则将自缚手脚。

五苓散证——水眩案

◆ **方药组成**

猪苓10g，茯苓10g，白术10g，泽泻18g，桂枝6g。

◆ **用法**

原方，上五味，捣为散，以白饮和服方寸匕，日三服。多饮暖水，汗出愈，如法将息。现代，水煎温服。

◆ **运用要点**

证属下焦蓄水，气化不利，兼有表证。症见发热，口渴，欲饮水而渴不解，水入则吐，头晕，心悸，水肿，小便不利，舌淡，苔白或水滑，脉浮或浮数等。临证以口渴、小便不利、舌苔白或水滑为运用眼目。

【 六经方证病位 】

主治蓄水兼有表证之证，划归太阳太阴合病之方。

【 方证辨析 】

本方出自《伤寒杂病论》。方中猪苓、泽泻淡渗利水；茯苓、白术健脾利湿；桂枝通阳化气，兼以解表。全方以淡渗、健脾、化气、解表为法，偏走下焦，着眼于使膀胱津液得以通调，外则输津于皮毛，内则通行于上下，则自然能使小便利，口渴除。

【 临证札记与拾遗 】

五苓散见于《伤寒论》71条："太阳病，发汗后，大汗出，胃中干，烦躁不得眠，欲得饮水者，少少与饮之，令胃气和则愈。若脉浮，小便不利，微热消渴者，五苓散主之。"72条："发汗已，脉浮数，烦渴者，五苓散主之。"73条："伤寒，汗出而渴者，五苓散主之。不渴者，茯苓甘草汤主之。"74条："中风发热，六七日不解而烦，有表里证。渴欲饮水，水入则吐者，名曰水逆。五苓散主之。"141条："病在阳，应以汗解之，反以冷水潠之，若灌之，其热被劫，不得去，弥更益烦，肉上粟起，意欲饮水，反不渴者，服文蛤散；若不差者，与五苓散。寒实结胸，无热证者，与三物小陷胸汤。白散亦可服。"156条："本以下之故，心下痞，与泻心汤；痞不解，其人渴而口燥，烦，小便不利者，五苓散主之。"244条："太阳病，（寸）缓（关）浮（尺）弱，其人发热汗出，复恶寒，不呕，但心下痞者，此以医下之也。如其不下者，病人不恶寒而渴，渴者，此转属阳明也。小便数者，大便必硬，不更衣十日，无所苦也。渴欲饮水，少少与之，但以法救之；渴者，宜五苓散。"386条："霍乱，头痛发热，身疼痛，热多欲饮水者，五苓散主之，寒多不用水者，理中丸主之。"以及《金匮要略·痰饮咳嗽》31条："假令瘦人脐下有悸，吐涎沫而癫眩，此水也，五苓散主之。"《金匮要略·消渴小便不利淋病》4条："脉浮，小便不利，微热消渴者，宜利小便、发汗，五苓散主之。"5条："渴欲饮水，水入则吐者，名曰水逆，五苓散主之。"

一、蓄水证

蓄水证病名，见于《伤寒论》，为太阳腑证之一。即太阳邪热随经入腑，膀胱气化不行，水热互结所致小便不利之证。临床上根据蓄水程度的轻重，又分为消渴和水逆两型。其中消渴证的主要症状是脉浮或浮数，微发热恶风，小便不利，消渴，且饮水而渴不解，甚或达到烦渴，渴而难忍的程度。水逆证则是在此基础上增加了饮水即吐的症状。二者均可治以五苓散。

其中有关水逆证，当逆于中脘，渴欲饮水，水入则吐，或为水痞，用原方即可。而汤剂若不效，可改为散剂。取散者，一取消散、散水之意；二取药量轻、作用缓，即散而图缓之意，以免重伤胃气。水逆凌心，心悸怔忡，可加味茜草、红花活血利水，牡蛎散饮重镇；水饮上逆，清窍浊滞而致水眩或水癫，可加羌活，从膀胱经引诸药入颅透脑，且至高之巅，唯风可到，风药尚可畅气化湿；水逆下趋，饮犯胃肠之水泻，理中丸、赤石脂禹余粮诸方不效，又非寒非热，非虚非实，可予五苓散，利小便以实大便，则水泻可止。

二、舌苔厚腻为肾功能失司的表现

1. **出处** 五苓散所治蓄水证以口渴、小便不利、舌苔白或水滑为临证要点，人所共识。温州张常春老中医在《伤寒论临证杂录》中提出蓄水证除了传统公认的见小便不利、口干欲饮、虽饮而不解渴外，尚有一项非常重要的特征，那就是舌苔厚腻不化，并认为舌苔厚腻是肾功能失司的表现。

2. **治疗方法** 对于蓄水证，除口渴、小便不利外，并以舌苔厚腻为主要表现的，张常春先生常以五苓散去桂枝、泽泻，组成一基础方：猪苓、茯苓、白术、石韦、萹蓄、地肤子、黄柏、夏枯草等，来治疗以此为主证的肾脏疾病，如肾结石和肾囊肿，疗效极其显著。

3. **方证区别** 相对而言，五苓散证以水蓄下焦、气化不利、兼有表证为主要病机。并以小便不利、舌苔水滑为运用要点。张常春老中医加减方，去解表化气之桂枝，以及淡渗利水之泽泻，加味清热通淋化湿之品，病机不唯在水蓄下焦，并有湿热不化而胶结于下焦。二方同有小便不利，但后者舌苔偏厚腻，甚至黄白苔相间，与五苓散证舌苔水滑有别。且五苓散证口偏干，小便色偏白，后者则口偏黏，小便色偏黄，多有泡沫，此为鉴别要点。

4. **临床意义** 随着生活方式和饮食结构的不断改变，现代人不仅过食肥甘油腻，又好逸少动，临证中舌苔厚腻一症极为常见。张常春老中医提出的舌苔厚腻既是蓄水证的另一重要特征，又是肾脏功能失司的具体表现，具有重要的临床意义。但值得注意的是，舌苔厚腻的患者，多伴疲倦乏力、口干、口黏腻不爽之症，为了解决口黏不爽，许多人有刷去舌苔的习惯，给诊察带来一定困难，当仔细详察病史，并综合形体、脉证，方不致误判。

【验案解构】

李某，女，31岁，2014年3月19日初诊。反复发作性头晕3年余，加重3日。患者3年前曾因"脑供血不足"入住市级某医院，治疗后症状有所缓解，平素服用天麻素片、西比灵、血塞通胶囊等控制症状，但仍反反复复。3日来因睡眠不佳加重来诊。刻诊：头晕，巅顶部昏重，几难站立，伴乏力，口干口黏，渴饮，纳食差，大便可，小便次数多，舌淡苔白，脉滑。

六经辨证思维及诊治

头晕，巅顶部昏重，几难站立，伴乏力，口干口黏，渴饮，小便次数多，舌淡苔白，脉滑，四诊合参，辨为太阴病，证属水饮上逆，浊滞清窍。处以五苓散加味：猪苓10g，茯苓10g，苍术10g，泽泻18g，肉桂3g，羌活4.5g，升麻6g，荷叶10g，6剂，水煎服。

药后头晕及诸证减，继拟6剂而愈。

按：水蓄下焦到一定程度时，逆犯清窍，出现头昏头晕症状时，即为水眩证。

五苓散的证机属下焦蓄水，气化不利，兼有表证。但表证不是五苓散证必备之证，如本案即无表证。又五苓散原方中桂枝用量最小，当临床无表证时，用量宜在3g以内，且以肉桂易之为佳。

升陷汤证——冠心病案

◆ **方药组成**

　　黄芪15g，知母9g，桔梗4.5g，柴胡3g，升麻3g。

◆ **用法**

　　水煎温服。

◆ **运用要点**

　　证属胸中大气下陷。症见气短不足以息，或努力呼吸，有似乎喘；或气息将停，危在顷刻，可伴寒热往来，咽干作渴，胸满怔忡，神昏健忘，舌淡红，苔薄白，脉沉迟微弱，关前尤甚或结代等。临证以气短、气促不足息，胸满怔忡、脉沉迟微或结代为运用眼目。

【 六经方证病位 】

主治太阴大气下陷，气陷升举无力之证。药证虽兼涉少阳、阳明，但结合方证主治方向，划归太阴病之方。

【 方证辨析 】

本方出自《医学衷中参西录》。方中重用既善补气、又善升气之黄芪，以滋胸中大气不足，且黄芪质松，富含气体，与胸中大气有同气相求之妙；知母凉滋以和调黄芪之温；柴胡主入少阳，引下陷之气自左上升；升麻主入阳明，引下陷之气自右上升；桔梗为舟楫之药，载药通达胸中，且能升举肺气。诸药合用，共达益气升陷之功。

【 临证札记与拾遗 】

升陷汤见于《医学衷中参西录》，主治："胸中大气下陷，气短不足以息，或努力呼吸，有似乎喘；或气息将停，危在顷刻。其兼证，或寒热往来，或咽干作渴，或满闷怔忡，或神昏健忘，其脉象沉迟微弱，关前尤甚。其剧者，或六脉不全，或叁伍不调。"

一、制方立意

针对《灵枢·五色》篇有"大气入于脏腑者，不病而卒死矣"，张锡纯将其解释为大气下陷，从而立大气下陷证，制以升陷汤以挽顷刻之危。

同时，升陷汤的创制，或多或少还受到补中益气汤的启示。差别在于升陷汤不用人参、甘草、当归、陈皮、白术，加味知母和桔梗，处方立意由中焦脾胃气虚为主，转至胸中阳气下陷，既不远脾胃，又与心、肺、肾密切相关，并以升阳举陷为主法；补中益气汤证则以补气升举为主治。

有关方中诸药功用、方解和加减，张氏释之为："升陷汤，以黄芪为主者，因黄芪既善补气，又善升气，且其质轻松，中含氧气，与胸中大气有同气相求之妙用，唯其性稍热，故以知母之凉润者济之；柴胡为少阳之药，能引大气之陷者自左上升；升麻为阳明之药，能引大气之陷者自右上升；桔梗为药中之舟楫，能载诸药之力上达胸中，故用之为向导也。至其气分虚极者，酌加人参，所以培气之本也；或更加萸肉，所以防气之涣也。至若少腹下坠或更作疼，其人之大气直陷至九渊，必需升麻之大力者以升提之，故又加升麻五分或倍作二钱也。"其中，对黄芪的功用和药性识别可谓独具匠心。

二、临床运用的注意事项

有关升陷汤的临床运用，需要注意以下问题：

1. 胸中大气下陷的判定，不唯危证。笔者的经验为，常见的乏力，六脉无力，或脏腑位置下陷，升举无力，如胃、肛门、子宫脱垂及崩漏等，脉证相符的，也属大气下陷，不可拘泥于胸中。

2. 方中诸药的剂量问题，如黄芪以15g为宜，最多不超30g。早年曾用升陷汤治一脱肛患者，黄芪起手即用60g，效微，结果减为18g，反而效果明显；升、柴也是以3g为宜，量重反而效减。原因在于升陷汤证，气虚不是主因，升阳才是主法。反之，补中益气汤证，气虚是本，黄芪的量可适当重用。

3. 用升陷汤治脏器下垂时，龚士澄老中医的经验为，升举中焦用升、柴为佳；升举下焦，如肛门、子宫脱垂，则宜用羌活、藁本为胜，用之确然。笔者体会，此二药皆入膀胱经，能入颅络脑，肛门、子宫舒缩，更赖颅脑控制，且高下相对，羌活既善升散，又善下行，功能通行上下，对下焦升举之力尤著。

【验案解构】

杨某，女，61岁，2016年1月30日初诊。

反复心悸、头晕3年余，加重1周。曾经某市级医院诊断为"高血压冠心病"，近3年来一年至少住院2~3次，来诊前一周刚出院，病历记录"好转"，但心悸、头昏加重，纳食不差，转治中医。刻诊：心悸，胸闷，不时胸部刺痛，伴乏力，面苍，纳眠差，二便可，舌淡苔白，舌底静脉瘀曲，脉细无力。

六经辨证思维及诊治

心悸，胸闷，乏力，面苍，纳眠差，二便可，舌淡苔白，脉细无力，为太阴病，大气下陷，阳微阴弦。

胸部刺痛，舌底静脉瘀曲，为阳明病，瘀血阻络。

四诊合参，共为阳明太阴合病，证属大气下陷，阳微阴弦，兼挟瘀血阻络。处以升陷汤加味：黄芪15g，知母9g，桔梗4.5g，柴胡3g，升麻3g，紫丹参12g，茜草10g，降香10g（后下），山萸肉15g，龙骨15g，砂仁4g，7剂。自制中药散剂脉络通散1料，每次3g，日1次。

药后诸症悉减，纳食开，继拟7剂，至今未发。

按：严重的冠心病患者，平素如常人，发时常于顷刻便见危象，并以心悸、胸满，甚则绞痛、乏力、出汗、脉弱无力或结代为主证，且病位也在胸中，有类于大气下陷证，笔者常依此用升陷汤为主方来治疗冠心病，取效甚捷。至于加减，则可据证圆机活法。

补中益气汤证——气虚型结石案

◆ **方药组成**

黄芪24～30g，党参15g，白术12g，炙甘草6g，陈皮10g，当归9g，升麻3g，柴胡3g。

◆ **用法**

水煎温服。

◆ **运用要点**

证属中气不足，气虚下陷。

症见气少乏力，少气懒言，面色萎黄，动则心悸，以及头痛，发热，出汗，语声低微，或气虚不固，血液失摄之肌衄、尿血、便血、崩漏，以及脏器下垂，尿频，尿失禁，舌淡，脉缓而细，寸脉为甚等。临证以气虚乏力、面色萎黄、少气懒言、精神不振、舌淡、脉缓无力为运用眼目。

【 六经方证病位 】

主治中气不足之证，划归太阴病之方。

【 方证辨析 】

本方出自《脾胃论》。方中黄芪益气固表，且擅补气升举，以补脾胃之气；四君去淡渗之茯苓，益气健脾；当归性温，善补血养血，合黄芪乃当归补血汤，寓为甘温补气生血之意；陈皮醒脾利气，以调中焦脾胃之气乱；升、柴一升阳明胃气，一升少阳胆气，以升举清阳。诸药合用，共达补中益气、升阳举陷之功。

【 临证札记与拾遗 】

补中益气汤见于李东垣《脾胃论》，曰："与夫内伤外感辨，深明饥饱劳役发热等证俱是内伤，悉类伤寒，切戒汗下。以为内伤多、外感少，只须温补，不必发散。外感多而内伤少，温补中少加发散，以补中益气一方为主，加减出入。"

一、六经方证病位划归依据

《伤寒》六经方证病位的划归，主要是依据疾病的病因病机，结合方证的整体功能、药证的特殊证治方向、各药在方中的主次地位，以及传统约定俗成等来分类和划归。以经典经方小柴胡汤证为例，方中既有太阳病药生姜，又有太阴病之药人参、半夏，但全方为治少阳半表半里之证而设，故统属为少阳病之方。因此，补中益气汤证中虽有入少阳、阳明经之药，但诸药皆围绕脾胃气虚不足而设，从整体功效看，可归为太阴病之方。

二、补中益气汤证争议焦点

补中益气汤既是临床最常用方剂之一，又是争议不断的方剂之一。

1. 方证中的发热问题，《饮食劳倦所伤始为中热论》谓其发热系"既脾胃气衰，元气不足，而心火独盛"，《内外伤辨惑论》中又有"脾胃气虚则下流于肾，阴火得以上乘土位"等，从元气到肾，从而上升到阴火，但又用功能升阳的柴胡、升阳以助火，令人十分不解。

2. 方证中的头痛问题，不仅为多发病，而且病因十分繁多。

结合实证，从执简驭繁的角度看，笔者认为：本方证的核心在于抓住气虚主证，其机制总属脾为肺之母，且脾胃为营卫气血生化之源，脾胃气一虚，则气血虚损而发热。但具有热势不炽、少有高热的特点；又气虚使清阳之气不升，清窍失养则头痛。但头痛非胀痛、刺痛之类，而呈绵绵作痛之势。方剂学大家王绵之教授认为此类头痛多晨起前喜发，起后稍事活动则有所减轻，紧接着又会反复。原因在于卧时阳气安静，起后稍动时，已虚之阳气轻微来复，使诸阳之会的头部暂得充养，故痛缓，但劳则气耗，故又反复。因此，不唯发热和头痛，其余血液失固、脏器脱垂等，其根源皆在气虚。而李东垣则已认识到阴火的存在，虽用升、柴，但用量皆轻，意在升举引药达病所，无助火之弊。

三、主药黄芪药证及用量

黄芪，《神农本草经》谓："味甘，微温。主治痈疽，久败疮，排脓止痛，大风癞疾，五痔，鼠瘘，补虚，小儿百病。"《名医别录》载："无毒。主治妇人子脏风邪气，逐五脏间恶血，补丈夫虚损，五劳羸瘦，止渴，腹痛泄利，益气，利阴气，生白水者冷补。"归肝、脾、肺、肾经。具有补气固表、敛汗固脱、托疮生肌、利水消肿之功。临床常用量为15～30g。在方中一是补气健脾，以促后天生化之源，充养机体；二是升举中气，以利气机升降正常，从而促进脱垂的脏器自行复位。

四、补中益气汤加减诸法

传统总结，补中益气汤有诸多常用加减之法。如血不足者加当归、阿胶；精神短少者加五味子、山药；头痛者加蔓荆子、藁本，痛甚加川芎、细辛；腹中痛者，加白芍、炙甘草；胃寒者加蔻仁、益智仁；气滞者加木香、青皮、枳壳；咳嗽，以干咳为主者，加五味子、麦冬；有痰者，则加半夏、陈皮；肺热咳嗽者，去人参，加黄芩、百部；阴虚者去升麻，加熟地、山茱萸、楮实子等。

五、方证运用特征

补中益气汤主治气少乏力，少气懒言，面色萎黄，动则心悸，以及头痛，发热，出汗，语声低微，或气虚不固，血液失摄之肌衄、尿血、便血、崩漏，以及脏器下垂，尿频，尿失禁，舌淡，脉缓而细，寸脉为甚等症。笔者将其方证运用特征归纳为：气少、乏力、懒言、面黄、下脱、舌淡、脉细，名为补中益气汤七证。

【 验案解构 】

杨某，女，38岁，2013年5月11日初诊。右腰部疼痛一年余，再发2日。患者一年前出现腰部疼痛，刚开始时以为劳累所致，后查B超示：右肾结石(2mmx3.1mm)，并伴少量积水，经西医输液治疗，积水消除，痛缓，但多次体检，结石仍在。2日前再发，自服阿莫西林胶囊、排石颗粒等不解而来诊。刻诊：右肾区疼痛，伴乏力，出汗，口微渴，小便次数多，色白，舌淡，苔薄白，脉细无力。

六经辨证思维及诊治

右肾区疼痛，乏力，出汗，小便次数多，色白，舌淡，苔薄白，脉细无力，为太阴病，证属气虚失运，固摄无力。

口渴，辨为阳明病，阳明微热。

四诊合参，共为阳明太阳合病之方，证属气虚失运，推动无力，兼夹微热。处以补中益气汤加味：黄芪24g，党参15g，白术12g，炙甘草6g，陈皮10g，当归9g，升麻3g，柴胡3g，小蓟10g，丝瓜络10g，鸡内金15g（分冲）。6剂。

药后腰部痛减，但右少腹不时疼痛。查B超示结石下行到输尿管，继拟6剂，痛除，后再复查B超，结石已无。

按：石淋一证，临床多以湿热论治，并以清热利尿通淋为大法，少有补法。经方大师江尔逊先生结合实证，认为无论是湿热，还是肾阳虚衰，阳不化气所致的肾石淋证，"终由局部壅滞，气机不畅，积久成石。病始正盛邪实，当以通淋化气排石为正治之法。然久病体弱或年老之人反复发作，当大补其气，气旺则淋自消，水自行"，即仲景所论"大气一转，其气乃散"之意。笔者依据江老立意，临证获验良多。当然，补中益气之所以能治肾石淋证，实际是紧扣病机，明辨方证，异病同治的结果。本方虽无直接排石之功，但通过使气虚得补，升降得调，则可推动结石下行及排出。

方中鸡内金宜生用，且需研末分冲，排石之功方著，炒用或入汤剂则疗效锐减，甚至无功。

二六

清上蠲痛汤证——顽固性头痛案

◆ **方药组成**

当归6g，川芎6g，白芷6g，细辛4.5g，羌活6g，防风6g，菊花6g，蔓荆子6g，苍术6g，麦冬6g，独活6g，甘草4.5g，黄芩9g，生姜6g。

◆ **用法**

水煎温服。

◆ **运用要点**

证属风邪上扰，寒、湿、气、血郁滞化热。症见头痛，恶风，鼻流浊涕，舌苔薄白或薄黄，脉浮数而滑等，临证以顽固性头痛迁延日久、舌苔薄白或薄黄、脉浮数为运用眼目。

【 六经方证病位 】

主治风、寒、湿、气、血诸邪为患，兼郁而化热之证，划归太阳阳明太阴合病之方。

【 方证辨析 】

本方出自明代龚廷贤所著《寿世保元》。方中防风、羌活、细辛、白芷祛风散寒；蔓荆子清利头目；菊花、黄芩清解郁热；苍术燥湿；当归、川芎养血活血；生姜散寒；麦冬清润，并可监制风药之燥。诸药合用，以除太阳阳明太阴诸经之邪，共达祛风散寒、清热除湿、活血养血之功。

【 临证札记与拾遗 】

清上蠲痛汤见于《寿世保元》卷六，主治："一切头痛，不问左右、偏正、新久。"

一、方药特点

清上蠲痛汤之蠲者，意为除去，即有清上焦之郁热，除去疼痛之意。日本汉方医学对该方极其推崇，矢数道明对其所治的适应证总结为："本方主要适用于气、血、水三者的郁滞和内寒的停留所造成的病症。"从其方中药物组成分析：

1. 本方暗含"川芎茶调散"及"羌活胜湿汤"的制方思路，临床可用于风、寒、湿、气、血等郁滞化热之头痛，不唯气、血、水。

2. 体现诸经合治，但因风为百病之长，易袭阳位，且至高之巅，唯风可到，故以大队的风药为主，同时兼及寒、湿、气、血的组方特点，可通治不分左右、偏正、新久之头痛。

二、当归药证

有关方中当归，《神农本草经》谓："味甘，温。主咳逆上气，温疟寒热，洗洗在皮肤中，妇人漏下绝子，诸恶疮疡，金创，煮汁饮之。"《名医别录》载："味辛，大温，无毒。主温中止痛，除客血内塞，中风痉，汗不出，湿痹，中恶，客气虚冷，补五脏，生肌肉。"

传统认为归头止血，归身养血，归尾破血。选择酒洗，意在加强活血通经之力。引药上行，以归尾为佳。若血虚严重，则宜用归身。本方中宜用酒当归。

三、麦冬药证

有关麦冬，《神农本草经》谓："味甘，平。主治心腹结气，伤中，伤饱，胃络脉绝，羸瘦，短气。久服轻身，不老，不饥。"《名医别录》载："微寒，无毒。主治身重目黄，心下支满，虚劳客热，口干燥渴，止呕吐，愈痿蹶，强阴，益精，消谷调中，保神，定肺气，安五脏，令人肥健，美颜色，有子。"在方中清热、养阴、润燥，以制大队风药之燥，为方中不可或缺之药。

【验案解构】

李某，女，42岁，2014年10月9日。反复发作头痛2年余，再发4日。遍查颅脑CT、MRI及脑电图等无明显异常，4日前再发，自服止痛片不解而来诊。刻诊：头痛，以两侧太阳穴胀痛为甚，痛时持续长达1小时，伴口干，烦躁不安，纳眠一般，大便稍硬，两日一行，小便黄，脉弦数有力。

六经辨证思维及诊治

头痛，以两侧太阳穴胀痛为甚，伴口干，烦躁不安，脉弦，为少阳病，气郁不畅。

大便稍硬，两日一行，小便黄，为阳明病，阳明微热。

四诊合参，共为少阳阳明合病。处以大柴胡汤加川芎20g，7剂，水煎服。药后不效，疼痛如故。方证对应而无效，细问患者，知其有夜间洗头的习惯，有时甚至头发未干就入睡。病位虽在少阳阳明，但主因在于寒湿郁而化火，遂易以清上蠲痛汤加减：羌活6g，防风6g，黄芩10g，菊花10g，当归6g，川芎6g，白芷6g，细辛4.5g，蔓荆子6g，苍术6g，升麻6g，清荷叶10g，独活6g，甘草4.5g，生姜6g。7剂，水煎服。

药后痛减，发作时间延长，继服7剂而愈，至今未发。

按：临床辨证无差，方证对应，但投之石沉大海的亦不在少数。最常见如口苦、咽干、目眩症备，但处以小柴胡汤，毫无寸功的不仅不少，而且比例极高。因为无论是经方、温病方还是时验方，除了病因、病机、病位、辨证，还得结合方证、药证，并作优选。当看似方证全然吻合，但又不效的，那么，其中必定会有我们忽视或遗漏的关键所在，本案即如此。

头为诸阳之会，又为至高之巅，而治上焦如羽，因此清上蠲痛汤中诸药宜轻用，用量10g以内为宜，量重反效减，而且容易损伤胃气。本方也不宜久服，十余剂后若无功者，当进一步详审病因。

二七

鸡鸣散证——失眠案

◆ **方药组成**

　　槟榔15g，苏叶4.5g，陈皮10g，桔梗6g，生姜6g，木瓜10g，吴茱萸4.5g。

◆ **用法**

　　原方，水煎两次，取汁相合，凌晨空腹冷服。现代，水煎，空腹冷服。

◆ **运用要点**

　　证属风寒湿浊下注。症见足胫肿重无力，麻木冷痛，恶寒发热，或挛急上冲，甚则胸闷泛恶，临证以风湿流注、足痛不可忍、筋脉浮肿、舌淡、舌腻、脉缓等为运用眼目。

【 六经方证病位 】

主治风、寒、浊之证，划归太阳太阴合病之方。

【 方证辨析 】

本方出自《证治准绳》。方中苏叶、桔梗开宣肺气；陈皮醒脾燥湿；木瓜舒筋化湿；吴茱萸下气，温化水湿；生姜外走肌表，内化湿浊；重用槟榔直坠下行以达病所，降气宣壅以化湿，通畅三焦气机。诸药合用，共达行气降浊、宣化湿浊之功。

【 临证札记与拾遗 】

鸡鸣散见于《证治准绳》，主治："湿脚气，足胫肿重无力，行动不便，麻木冷痛，或挛急上冲，甚则胸闷泛恶。"

一、方名由来

鸡鸣散为传统治湿脚气第一品方。古人认为五更鸡鸣时分乃阳升之时，取阳升则阴降之意，因此服药时间选择以鸡鸣时分效果最佳。且其煎服法为：诸药共研粗末，隔宿用水二大碗，慢火煎至一碗半，药渣再用水二大碗，煎至一碗，二汁相和，至次日五更鸡鸣时作二三次冷服。天明时大便当下黑粪水，使肾脏所受寒湿毒气从大便排出。早饭须待药方过后再服。全方有开上、导下、疏中之效。其中药宜空腹，则取药力易于下行和发挥作用之意，故名为鸡鸣散。

二、槟榔药证

槟榔,《名医别录》载:"消谷逐水,除痰,杀三虫,伏尸,疗寸白。"《本草纲目》则谓:"除一切风、一切气,宣利脏腑。"其味苦,性辛温,归胃、大肠经,功能驱虫消积,行气利水,截疟。方中重用,取意重坠下行,使药力直达病所,而达降气宣壅以化湿,通畅三焦气机之功。

三、鸡鸣散合附子汤证

北京中医药大学宋孝志教授临证擅用鸡鸣散合附子汤,治疗风心病之心衰水肿和功能性水肿,效果惊人。宋老认为附子汤温阳化气,有强心作用,而鸡鸣散泻邪有余,强心不足,两方合用,殊为合拍。笔者体会如下。

附子汤,见于《伤寒论》304条:"少阴病,得之一二日,口中和,其背恶寒者,当灸之,附子汤主之。"305条:"少阴病,身体痛,手足寒,骨节痛,脉沉者,附子汤主之。"以及《金匮要略》:"妇人怀娠六七月,脉弦发热,其胎愈胀,腹痛恶寒者,少腹如扇。所以然者,子脏开故也,当以附子汤温其脏。方未见。"原方由附子二枚(炮,去皮,破八片)、茯苓三两、人参二两、白术四两、芍药三两组成,具有温经助阳、祛寒除湿之功。与鸡鸣散两方相合,温阳、强心、利湿、化浊之功更著,且无破气伤正之弊。笔者验之,效果确然。曾治一冠心病合并心衰患者,前医以真武汤不效,笔者处以鸡鸣散合附子汤后,小便通利,湿肿消散,一身轻便,心悸、气喘平。

同时,鸡鸣散尚能治疗无名下肢水肿,即西医学实验室检查时既无心肾功能失调,又无水电解质紊乱等,查无原因,仅为下肢踝关节上下处水肿,久治不愈,反反复复,据证而用,屡试屡验。如具附子汤证,亦可二方合用。

【 验案解构 】

张某，女，33岁。2017年12月3日初诊。失眠一年余。刻诊：入睡困难，眠中易惊易醒，伴乏力，头昏，易怒。双下肢踝部不时浮肿多年，查无原因，饮食、二便尚可。舌淡苔白腻，脉寸关弦硬、尺沉。

六经辨证思维及诊治

入睡困难，眠中易惊易醒，易怒，脉寸关弦硬，为少阳病，气机失调。

乏力，头昏，双下肢踝部不时浮肿多年，舌淡苔白腻，尺沉，为太阴病，湿浊为患。

四诊合参，共为少阳太阴合病，证属气机失疏，浊邪扰窍。方用鸡鸣散加味：槟榔12g，苏叶10g，桔梗10g，生姜6g，木瓜10g，吴茱萸3g，苍术12g，郁金10g，香附15g，当归9g，浮小麦30g，百合20g，花生叶15g，3剂，水煎服。

次日，患者领高热咳嗽的9岁孩子来诊。诉药后当晚入睡良好，未像平素一样有点风吹草动即醒，精神充沛了许多。

> 按：本方主诉虽为不寐，但紧扣下肢浮肿、舌脉证，据证而用鸡鸣散加减取效。花生叶昼开夜闭，符合日出而作、日落而卧的生物钟规律，具有镇静安神、补养心脾之功；百合亦昼开夜闭，宁心安神。二药药性平和，不论寒热虚实，皆可作为安神助眠的对药。
>
> 鸡鸣散一方，具有调畅气机兼及肺肝脾、宣化湿浊兼顾三焦的特点。且方证主治方向突出，即以寒湿脚气为主要证机，足胫肿痛无力为主要见症；服药时间学观念明确，药选鸡鸣时分服用；用药特色鲜明，重用槟榔直坠下行，破滞畅气以化湿。

二八 真武汤证——心衰水肿案

◆ **方药组成**

茯苓30g，芍药24g，生姜24g，白术15g，附子15g（先煎）。

◆ **用法**

原方，上五味，以水八升，煮取三升，去滓，温服七合，日三服。现代，先开水煎煮附子1个小时，再煮余药30分钟，温服。

◆ **运用要点**

证属阳虚水停，气化失司。症见发热，畏寒，心悸，头眩，肢体浮肿，四肢沉重或疼痛，身𥆧动，欲倒地，腹痛下利，不渴，舌淡苔白水滑，脉沉细。临证以小便不利、四肢沉重或浮肿、苔白水滑、脉沉细为运用眼目。

【 六经方证病位 】

主治阳虚为本之证，划归少阴病之方。

【 方证辨析 】

本方出自《伤寒论》，为温阳利水代表方。方中附子辛热，温肾中阳气，散寒除饮，以治其本；茯苓、白术健脾利水，除眩定悸；生姜辛温，一以散表之水邪，一以温阳以祛寒；又水来侮土，则腹痛下利，用芍药一以缓急止腹痛，一以监制姜、附之辛燥之性。诸药合用，共达温阳利水之功。

【 临证札记与拾遗 】

真武汤见于《伤寒论》82条："太阳病发汗，汗出不解，其人仍发热，心下悸，头眩，身瞤动，振振欲擗地者，真武汤主之。"316条："少阴病，二三日不已，至四五日，腹痛，小便不利，四肢沉重疼痛，自下利者，此为有水气。其人或咳，或小便利，或下利，或呕者，真武汤主之。"

一、方后注"去附子"简析

仲景在真武汤证后附加减诸法，其中有"若呕者，去附子，加生姜，足前成半斤"。那么去了附子的真武汤，还是真武汤吗？清代左季云先生在《伤寒论类方汇参》一书中将真武汤归入理中汤类方中，当代大医李可先生对此持肯定意见。余国俊先生则在《我去美国讲中医》一书中进一步肯定了左季云先生的观点，并认为真武汤证的病机为脾肾阳虚，且以脾阳虚为主，至于方中诸药排序、用量和功效，以茯苓居首位，量为三两，附子一枚则只约20g左右，从而综合判定真武汤的主药应为茯苓。上述提法，应该说有一定的道理。但笔者认为：

1. 从附子的功效看，附子既能温脾阳，又能温肾阳，若去了附子，则温肾之功不足，温阳化气之功乏力，不足以制约肾阳虚后的水湿泛滥。

2. 结合《伤寒论》38条"太阳中风，脉浮紧，发热，恶寒，身疼痛，不汗出而烦躁者，大青龙汤主之。若脉微弱，汗出恶风者，不可服之。服之则厥逆，筋惕肉瞤，此为逆也"，以及39条"伤寒脉浮缓，身不疼，但重，乍有轻时，无少阴证者，大青龙主之"，试想，若脉微弱，汗出恶风者，或有少阴证，误下后救急，无论是用桂枝加附子汤或真武汤，少了附子，能胜此救逆重任吗？答案是显而易见的。仲景制北方真武汤，即是为误用大青龙汤后救逆所设，当前后互证，而不可断章取义。

3. 类比阳虚水饮所作之头眩、心悸时，五苓散、真武汤皆有运用机会，甚至包括去了附子的真武汤亦可使用。但若到了四肢浮肿而重、身振振欲僻地的程度时，则非真武汤证不能胜任，其中有轻重之别。同理，真武汤证后附的"若呕者，去附子，加生姜，足前成半斤"，笔者认为应属真武汤轻证，加足生姜亦可胜任的情况，而并非附子不重要。

二、真武汤证之发热

《伤寒论》82条有："太阳病发汗，汗出不解，其人仍发热，心下悸，头眩，身瞤动，振振欲擗地者，真武汤主之。"其中的发热为水气发热，而非虚阳外浮之热。且其发热多为低热，即临床体温轻度升高，或仅为患者自觉发热而临床体温正常，符合病至三阴阶段，阳虚无力与邪抗争的特征，故治以温阳利水，阳气得复，气化而水行，则热自退，属治病求本之法，与回阳救逆以除虚阳外越时的发热不同。

【验案解构】

李某，男，62岁，2015年11月13日初诊。素有"高血压冠心病"病史，反复发作心悸，双下肢浮肿3年余，加重3日。患者3年前经某三甲医院诊断为"高血压冠心病并心力衰竭"，持续服用降压药和营养心肌药，并多次入院，且病情起伏不定。3日前因睡眠不佳再次加重而来诊。刻诊：心悸，胸闷，喉中如有痰堵，气喘，行走和爬坡时尤为明显，身重，双下肢浮肿，纳眠差，小便少，舌体淡胖，边有齿痕，苔白，脉沉细无力。

六经辨证思维及诊治

喉中如有痰堵，气喘，行走和爬坡时尤为明显，舌体淡胖，边有齿痕，苔白，为太阴病，痰湿不化，阻滞气机。

心悸，胸闷，身重，双下肢浮肿，小便少，脉沉细无力，为少阴病，阳虚水泛，水饮凌心、溢肤。

四诊合参，共为太阴少阴合病，证属阳虚水泛，痞塞气机。处以真武汤合茯苓杏仁甘草汤加减：茯苓30g，芍药24g，生姜24g，白术15g，附子15g（先煎），杏仁12g，葶苈子10g（研末，分冲），党参20g，7剂，水煎服。

药后小便次数增多，心悸、身重悉减，前后4诊，服药近30剂而平。

按：《金匮要略》有："胸痹，胸中痞塞，短气，茯苓杏仁甘草汤主之，橘枳姜汤亦主之。"其中，茯苓杏仁甘草汤功能化痰除饮，开宣肺气，以通调水道，尤宜于合方用于冠心病并心力衰竭患者。

葶苈子功能泻肺平喘，利水消肿，现代研究证明其具有强心作用，但水煎效差，研末分冲时其效尤著，为笔者治疗心力衰竭患者必用之品。但临床报道，服用葶苈子后，有少量的过敏现象，使用前当详问药物过敏史。

二九

安中散证——胸痹胃痛案

◆ **方药组成**

延胡索10g，高良姜6g，干姜6g，小茴香3g，肉桂6g，砂仁4g，牡蛎9g，甘草12g。

◆ **用法**

原为散剂，每服二钱，热酒调下，妇人淡醋汤调服。如不饮酒者，用盐汤点下，并不拘时。现代，水煎温服。

◆ **运用要点**

证属中焦虚寒，饮瘀阻络。症见胃痛，腹痛，小腹至腰牵引性疼痛，喜温喜按，口吐酸水，痞满，纳差，舌淡苔白，舌底静脉瘀曲，脉弱或弦细。临证以胃痛、腹痛、小腹至腰牵引性疼痛、喜温喜按、口吐酸水、脉弱或弦细为运用眼目。

【 六经方证病位 】

主治中焦虚寒，挟饮、瘀之证，划归阳明太阴合病之方。

【 方证辨析 】

本方见于《太平惠民和剂局方》。方中高良姜、干姜、茴香、肉桂、砂仁温胃散寒；延胡索祛瘀定痛；牡蛎制酸散饮；甘草重用，补中益气，甘缓止痛，调和诸药。全方合用，共达温中散寒、祛瘀散饮、定痛缓急之功。

【 临证札记与拾遗 】

安中散见于《太平惠民和剂局方》，主治："远年近日脾疼翻胃，口吐酸水，寒邪之气留滞于内，停积不消，胸膈胀满，攻刺腹胁，恶心呕逆，面黄肌瘦，四肢倦怠；及妇人血气刺痛，小腹连腰攻疰重痛。"

一、方证特点

安中散，以温寒药为主，同时又不忘散饮、制酸、祛瘀、止痛。日本汉方医学对此方极为推崇，认为此方多用于体质虚弱之人，而对于平素筋骨强健之人，由于暴饮暴食而引起的胃痛，则效果不大。同时日本汉方医学还将安中散临床应用的腹证总结如下。

1. 腹部压痛，位置固定，以任脉附近多见，其中又以中脘为多，也可见于心下部和小腹部。

2. 腹直肌软弱无力。

3. 脐旁或中脘旁动悸，多见于偏左侧。

4. 振水音，多见于心下部和中脘附近。

5. 心下痞满或痞硬。

其中，1、2、3为主要腹证。4、5为可见腹证，可资临证参考。

二、主要药证

1. **甘草**　《神农本草经》谓："味甘，平。主治五脏六腑寒热邪气，坚筋骨，长肌肉，倍力，金疮，肿，解毒，久服轻身，延年。"《名医别录》载："无毒。主温中，下气，烦满，短气，伤脏，咳嗽，止渴，通经脉，利血气，解百药毒，为九土之精，安和七十二种石。"临床上甘草有生、炙两种，功效各异，也并非仅能调和诸药。其中：

生甘草，功能清热解毒、泻火散邪。如清代邹澍《本经疏证》云："甘草之用生、用炙确有不同，大率除邪气、治金疮皆宜生用。"《药品化义》也谓："甘草，生用凉而泻火，主散表邪，消痈肿，利咽喉，解百药毒，除胃积热，去尿管痛，此甘凉除热之功也。"

炙甘草，功能补中益气、缓急补虚、甘温通阳。如《本经疏证》云："缓中、补虚、止渴，宜炙用。"《药品化义》谓："炙用温而补中，主脾虚滑泻，胃虚口渴，寒热咳嗽，气短困倦，劳役虚损，此甘温助脾之功也。"

安中散中甘草用量最重，除了调和诸药之功，还意在补中益气、甘缓止痛。临证治疗溃疡性疾病时，笔者多生、炙甘草同用，有助于黏膜的修复。

2. **牡蛎**　《神农本草经》谓："味咸，平。主伤寒寒热，温疟洒洒，惊恚怒气，除拘缓，鼠瘘，女子带下赤白，久服强骨节，杀邪鬼，延年。"《名医别录》载："微寒，无毒。主除留热在关节荣卫，虚热去来不定，烦满，止汗，心痛气结，止渴，除老血，涩大小肠，止大小便，治泄精、喉痹、咳嗽、心胁下痞热。"现代制酸常用浙贝母、乌贼骨、瓦楞子。

而牡蛎一味，其性味咸、涩，微寒。功能镇静安神，潜阳固涩，软坚散结。其中涩可制酸，咸寒则可软坚散结，以除水饮。

三、临证加减与应用

临证久痛从瘀论治，则可加蒲黄、五灵脂。吐酸多则可酌加浙贝母、乌贼骨、瓦楞子等品。又全方温燥，久服可少量加味玉竹、麦冬、龙眼肉等，可防燥甚而劫阴化火。日本大正制药的肠胃药则在安中散的基础上合用芍药甘草汤，意在加强调肝健脾、缓急止痛之功。安中散临床除用于胃痛之外，凡证属虚寒之胸痹、痛经、腹痛、肩凝等皆可辨证使用。

【验案解构】

曾某，男，39岁，2012年8月3日初诊。剑突下胃区胀痛，左胸部频发烧灼痛3个月余。经昆明市、大理州各级医院及当地中医诊治，毫无寸功。刻诊：胃痛，伴乏力，反酸，嗳气，肠鸣，口微干而不欲多饮，便稀，日1～2次，四肢刺痛，纳眠差，舌质红，舌体淡胖，苔薄白，舌底静脉瘀曲，脉弦硬。实验室资料：昆明某医院电子镜示食管炎三级，萎缩性胃炎。ECG 示：V_2～V_6 导联 T 波高尖，左心室高电压。血压：120/90mmHg。素有"高血压冠心病"家族史。

六经辨证思维及诊治

口微干而不欲多饮，四肢刺痛，舌质红，舌底静脉瘀曲，脉弦硬，为阳明病，饮瘀化热。

乏力，反酸，嗳气，肠鸣，便稀，日1～2次，舌体淡胖，苔薄白，为太阴病，太阴虚寒，水饮停胃。

　　四诊合参，共为阳明太阴合病，证属太阴虚寒，阳明微热，饮热互结，挟瘀。选《太平惠民和剂局方》安中散合《外台秘要》茯苓饮加减：桂枝10g，延胡索10g，牡蛎15g，小茴香6g，砂仁4g，枳实10g，陈皮10g，干姜6g，黄连2g，甘松10g，茯苓30g，党参30g，10剂，水煎服。自制散剂"益气通心平律散"1瓶，每次3g，日1～2次。嘱注意休息，定期复查心电图。

　　药后诸症悉减，后二诊、三诊，共服药30剂，注意饮食调摄而愈。

　　按：心电图T波高尖通常见于：①正常存在；②心肌缺血；③高血钾症。患者左胸部烧灼痛，总体看来，虽无急性心血管意外之虞，但血压偏高，且送服的西药一直只针对胃病为主，而了无寸功。因此治疗中采取了兼顾心肌可能有缺血的情况，同时给予了自制中药散剂"益气通心平律散"而取效。

　　安中散含桂枝、炙甘草、牡蛎，此三味功能补中益气、镇心平冲、安神定悸，笔者临证常将此方用于胸痹和心脏神经症、胃肠神经官能症，疗效显著。

三〇

上焦宣痹汤证——顽固性呃逆案

◆ **方药组成**

枇杷叶10g，郁金9g，射干6g，白通草4.5g，香豆豉9g。

◆ **用法**

原方，水五杯，煮取二杯，分二次服。现代，水煎温服。

◆ **运用要点**

证属湿热郁闭，肺络不通。症见咳嗽，喘促，咽中疼痛，黏腻不爽，呃逆频频，胸满，纳差，小便黄，舌质红，苔黄腻，脉濡数。临证以咽中不爽、面冷频呃、苔黄腻、脉濡数为运用眼目。

【 六经方证病位 】

主治湿热郁闭之证，病位在肺及上焦，结合药证，划归太阳阳明太阴合病之方。

【 方证辨析 】

本方出自《温病条辨》。方中枇杷叶、射干清降解毒，通宣肺胃，开宣郁热；豆豉芳香畅气；郁金除郁活血，畅湿行气；通草清下湿浊。诸药合用，共达清宣湿热、畅达气机之功。

【 临证札记与拾遗 】

上焦宣痹汤见于《温病条辨》的46条："太阴湿温，气分痹郁而哕者（俗名为呃），宣痹汤主之。"

一、方源和药证

吴瑭称此方为"苦辛通法"，条文谓"太阴湿温，气分痹郁而哕者，宣痹汤主之"，证机属湿热郁痹气分。吴氏自注："上焦清阳郁，亦能致哕，治法故以轻宣肺痹为主。"此为治哕的机制。

本方由栀子豉汤及吴氏整理《临证指南医案》"呃"案方化裁而来。

栀子：《神农本草经》载：味苦，寒，主治五内邪气，胃中热气。性味苦寒，有碍化湿。又其功能通行三焦，入血分，而本方证病位在上焦，仅及气分，故去栀子。

枇杷叶：清凉甘淡，清热而不碍湿，开宣与肃降肺气，以达调通水道之功。

射干：性味苦寒，解毒散结，化痰利咽。

二药相合，偏走上焦，功能清宣湿热，畅达气机。

豆豉：气味清香，在方中达解郁开胃、宣运湿浊之功。

郁金：性味辛、苦、寒。归心、肺、肝、胆经。功能行气祛瘀，清心解郁，凉血止血，利湿退黄。其性味芳香，功擅走窜宣达，为血中之气药，入气分能行气解郁，入血分则能凉血破滞。在方中与枇杷叶相合，功专上焦，一走气分，一走血分，解郁活血，畅湿行气。

通草：《神农本草经》谓："除脾胃寒热，通利九窍血脉关节，令人不忘，去恶虫。"《名医别录》：疗"脾疸，常欲眠，心烦，哕出音声，治耳聋，散痈肿、诸结不消，及金疮、恶疮，鼠瘘，踒折，齆鼻、息肉，堕胎，去三虫。"味甘、淡，性微寒。归肺、胃经，功能清热利尿，通气下乳。在方中清下湿浊，导湿下行，使湿热从小便而走。

二、临床应用

上焦宣痹汤在临床上可用来治疗证属湿热郁痹气机的梅核气、咳喘、呃逆、呕吐等疾病。笔者常用法为：

1. **加旋覆花、代赭石治呃逆**　治疗症见自觉胸中、喉间梗阻，满闷不舒，喜咳痰清嗓，又黏滞不爽，甚则气逆而作喘之症。加味此二药，旋覆花升中有降、代赭石重镇降逆，合上焦宣痹汤，则降逆、止呃、定喘之功显著。

2. **合茯苓杏仁甘草汤治梅核气**　《金匮要略》中有："胸痹，胸中气塞，短气，茯苓杏仁甘草汤主之，橘枳姜汤亦主之。"茯苓杏仁甘草汤不唯善除胸中气郁，亦善消喉间、气管中积气、痞塞之症，二方相合，治疗梅核气，症见自觉咽梗或喉阻，局部或有微痛，或咽干不欲多饮，或喉中有痰感，但咳咯不爽，痰白而黏稠不易出，效果尤著。曾治一梅核气患者，前医迭用半夏厚朴汤、喉科六味饮等20余剂未效，笔者据证处以上焦宣痹汤合茯苓杏仁甘草汤加绿萼梅、赤芍，6剂而愈。

【 验案解构 】

杨某，男，56岁，2015年12月6日初诊。频发呃逆10余年，时常路过诊所，门外即可闻见其声，饱受其家乡俗称"扯嗝嗝"之苦，前来购买柿蒂，告其汤药更佳而诊。刻诊：频发呃逆，遇寒冷之气加重，喉中似有痰堵，口干，烦躁易怒，小便黄数，舌红，苔黄，脉数。

六经辨证思维及诊治

频发呃逆，遇寒冷之气加重，喉中似有痰堵，为太阳病风寒诱发，气机痹阻，膈气上逆。

烦躁易怒，小便黄，舌红，苔黄，脉数，为阳明病，气郁化火。

四诊合参，共为太阳阳明合病，证属膈气逆阻，郁而化火。处以上焦宣痹汤加味：枇杷叶10g，郁金9g，射干6g，白通草4.5g，香豆豉9g，瓜蒌皮10g，丁香3g，代赭石12g，3剂，水煎服。

药后数日路过，谓十年呃逆，剂尽而愈，后多次介绍他人来诊。

按：呃逆一证，指胃气上逆动膈，以气逆上冲，呃声连连，声短而频，令人不能自止为特征。《黄帝内经》首提其病位在胃，但与肺密切相关，病机总属气逆为主，多与寒气相关。实际上，病位当在膈，与肺、胃、肝、肾等关系密切。上焦宣痹汤，虽主治的病位在上焦，但总以清宣气机为主，清而不峻，宣而不滞，上焦之气得通，三焦升降有序，则气逆可平。笔者临证抓住喘、满、痞、塞、呃等关键主证，据证而用，获效良多。

升阳散火汤证——更年期综合征案

◆ **方药组成**

生甘草4.5g，防风4.5g，炙甘草6g，升麻9g，葛根9g，独活9g，白芍9g，羌活9g，党参9g，柴胡12g。

◆ **用法**

原方，上件吹咀。每服称半两，水三大盏，去渣，稍热服，忌寒凉之物及冷水月余。现代，水煎温服。

◆ **运用要点**

证属饮食劳倦，脾胃损伤，阳气下陷之血虚发热，或胃虚过食冷物，阳气抑遏。症见男子、妇人四肢发热，肌热，筋痹热，骨髓中热，发困，热如火燎，扪之烙手，烦渴喜热饮，舌红，苔黄，脉细或洪大而无力等。临证以男子、妇人四肢发热，热如火燎，扪之烙手，脉细或洪大而无力为运用眼目。

【 六经方证病位 】

主治饮食劳倦，脾胃、气血损伤，热、郁俱见，病位从表至骨髓，结合药证走向，划归太阳少阳阳明太阴合病之方。

【 方证辨析 】

本方由李杲（东垣）创制。方中柴胡、升麻，一升少阳，一升阳明下陷之阳气，火郁散之以除热；葛根解肌退表热，兼能升举阳明清阳之气；羌、独、防畅气散寒，解太阳表闭；参、草补益太阴脾土；白芍敛阴津，合而泻降阴火。诸药合用，共达升阳补气、发散郁火之功。

【 临证札记与拾遗 】

升阳散火汤分别见于李氏所著《脾胃论》《内外伤辨惑论》。在《兰室秘藏》卷下则名柴胡升麻汤。《内外伤辨惑论》原文为："升阳散火汤，治男子妇人四肢发困热，肌热，筋骨间热，表热如火，燎于肌肤，扪之烙手。夫四肢属脾，脾者土也，热伏地中，此病多因血虚而得之。又有胃虚过食冷物，郁遏阳气于脾土之中，并宜服之。"

一、生、炙甘草同用

生甘草，功能清热解毒、泻火散邪。炙甘草，功能补中益气、缓急补虚、甘温通阳。

升阳散火汤中生、炙甘草同用，一为清泻脾胃郁火，一为补益脾胃虚损之气而设。

二、柴胡药证

柴胡,《神农本草经》谓:"味苦,平。主心腹,去肠胃中结气,饮食积聚,寒热邪气,推陈致新,久服轻身,明目,益精。"与大黄、芒硝一起,为《神农本草经》中明确载有"推陈致新"作用的三种药物之一。根据"春气升则万化安,故胆气春升,则余脏安之,故十一脏取决于胆也",李东垣常用柴胡引少阳春生之气。

三、主治症状

1. **发热**　升阳散火汤所治之发热,部位涉及四肢、肌、筋、骨髓,具有热如火燎,扪之烙手的特点。此类发热为中医内伤发热,属自觉症状,多无现代医学所谓的体温升高,即便偶见体温变化,也多为中低度发热,与外感高热时热势炽盛的情况不同。同时,本方证之发热,由饮食劳倦,伤及脾胃之阳气,致阳气下陷,气血生化乏源,郁而化火,故属阴火范畴。

2. **烦渴喜热饮**　本方证所见之烦渴、喜热饮,其中的烦渴,多伴随四肢、肌、筋、髓的发热,呈现时发时止、饮不解渴的特点,为津虚,阴火上冲所致。对此,若单纯补虚,则阴火难消,而纯用散火,则虚不耐伐,唯有升阳补气、发散火郁并举。

【验案解构】

杨某,女,46岁,2013年6月19日初诊。烘热、出汗一年余。患者一年前月水枯涸而停后出现面部烘热、出汗,经诊断为更年期综合征,先后服用更年安、谷维素及汤药20余剂,症状无明显缓解,经人介绍来诊。刻诊:阵发性面部烘热,出汗,伴乏力,心悸,烦躁易怒,口干口渴,纳眠差,二便尚可,舌红,苔薄黄,脉细无力。

六经辨证思维及诊治

面部烘热，烦躁易怒，口干口渴，舌红，苔薄黄，为阳明病，气郁化火。

出汗，乏力，心悸，脉细无力，为太阴病，中气不足，升摄无力。

四诊合参，共为阳明太阴合病。证属中气不足，郁而化火。处以升阳散火汤合二至丸加味：柴胡15g，生甘草4.5g，防风4.5g，炙甘草6g，升麻9g，葛根9g，独活9g，白芍9g，羌活9g，党参9g，女贞子15g，墨旱莲15g，龙骨12g，7剂，水煎服。

药后烘热、出汗发作频率减少，后继服14剂而愈。

按：更年期综合征的发生与肝—肾—胞宫—冲任轴的功能密切相关。升阳散火汤能解筋、骨髓之热，又肝主筋，肾主骨生髓，同时此类烘热亦为患者自觉症状，属肝肾郁热产生，有类脾胃内伤之"阴火"。基于以上认识，笔者常将此方加味调补冲任之品，用于更年期综合征的治疗，效果显著。

三二

《外台》神秘汤证——小儿咳喘案

◆ **方药组成**

麻黄5g，杏仁10g，厚朴9g，陈皮9g，炙甘草4.5g，柴胡4.5g，苏叶4.5g。

◆ **用法**

先煎麻黄撇沫，再煎余药温服。

◆ **运用要点**

证属外有风寒袭表，内有气滞。症见咳嗽，痰少，色白，质黏，甚则胁肋胀满，喘促，呼吸困难，舌苔白，脉浮弦等。临证以咳喘、痰少色白质黏、甚则胁肋胀满等为运用眼目。

【六经方证病位】

主治外有邪气袭表，内有少阳气滞之证，划归太阳少阳合病之方。

【方证辨析】

本方出自《外台秘要》。由麻杏甘石汤去石膏，半夏厚朴汤去半夏、茯苓、生姜，加味柴胡、陈皮，相合而成。方中麻黄合苏叶解太阳之表，苏叶兼能行气宽膈；柴胡疏少阳半表半里之郁滞；而麻、杏一宣一降；陈皮理气化痰；厚朴降气，平喘；甘草佐制调和以缓急。诸药合用，可达解表散寒、行气化痰之功。

【临证札记与拾遗】

神秘汤见于《外台秘要》，主治："病人不得卧，卧则喘者，水气逆上乘于肺，肺得水而浮，而使气不通流，其脉沉大。"

一、组方特点

《外台》神秘汤的药物组成虽然简单，但具有以下特点：

1. 方中以气药居多，其中麻、苏主太阳之气，柴胡主少阳之气，杏、陈、朴轻宣胸中郁气及新、老之痰。

2. 临床应用时，外感风寒非本方必备之证，单纯咳喘、坐卧不得等证属气郁、气逆时也可使用。

3. 本方虽有类似麻杏甘石汤证外感证，但又无里热之证。同样，虽有半夏厚朴汤所主之气滞证，但又无胃中停饮或喉中如炙脔感。

4. 从三焦部位分析，神秘汤中诸药偏走上焦，少有入中下二焦之药。根据"治上焦如羽，非轻不举"的原则，用量宜轻。

5. 方证中胁肋胀满，但部位不唯限于胁肋，如有随黏痰逆上之势，从而引发咳喘、坐卧不得之证，亦可运用。

6. 从药物组成和病因病机看，本方宜于无汗之证。

二、神秘汤中的方根

神秘汤也可看作由三拗汤加味陈皮、柴胡、苏叶、厚朴而成。其中麻黄、杏仁、甘草此三味，以所谓"拗"者命名，意为违逆不顺，指所用三药皆违常法而用，即麻黄不去根节、杏仁不去皮尖、甘草不用炙而生用，与古法相悖而行。《证治准绳·幼科》又有一方，名五拗汤，即本方加荆芥不去梗、桔梗蜜拌炒，治感受风寒，及形寒肢冷，咳声连连者。临床上以麻黄、杏仁、甘草作为方根的方剂较多，应用也极其广泛，常见的如以下情况：

1. 加桂枝，为麻黄汤，功能发汗解表、宣肺平喘。

2. 加石膏，为麻杏石甘汤，功能辛凉宣泄、清肺平喘。

3. 加薏苡仁，为麻杏苡甘汤，功能发汗解表、祛风除湿。

4. 加陈皮、苏子、桑皮、赤苓，为华盖散，功能宣肺化痰、和中平喘。

5. 加苏子、桑皮、黄芩、半夏、冬花、白果，为定喘汤，功能宣肺降气、清热化痰。

6. 加桂枝、石膏、生姜、大枣，为大青龙汤，功能发汗解表、兼清郁热。

当然，尚须注意方中各药的剂量配比，否则，药量配比不同，多徒有其名，而无其实。

【验案解构】

杨某，女，6月龄。2015年9月26日初诊。发热，咳喘3日。患儿3日前感寒后出现发热、咳嗽，经当地诊所输液治疗，热势曾一度缓解，但旋即上升，且气喘促，加之小儿静脉穿刺困难而求诊。刻诊：发热，无汗，面红，咳嗽，喉间有痰，声重浊不爽，气促，纳食差，二便尚可，舌苔白，脉浮数。体温：39.2℃。指纹隐透气关，山根静脉隐现。

六经辨证思维及诊治

发热，无汗，咳嗽，喉间有痰，声重浊不爽，面红，舌苔白，脉浮数，为太阳病，外感风寒。

气喘促，为少阳病，枢机不利，气郁逆上。

四诊合参，共为太阳少阳合病，证属风寒束表，气郁痰阻，兼挟食滞。处以《外台》神秘汤加味：麻黄1.5g，杏仁3g，厚朴4.5g，陈皮4.5g，炙甘草2g，柴胡3g，苏叶3g，淡豆豉4.5g，蝉衣2g，射干3g，沙棘6g，3剂，水煎服。

药后汗出，热势渐退，喘平。唯有少许咳嗽和纳食差，易以小柴胡汤加苏子6g，焦山楂9g，3剂而愈。

> 按：麻黄一味，仲景之方均注去节，历代争议较大。龚士澄老中医经临床验证，认为去节则两头空，走表发汗逐寒力强；有节则两头不空，有截阻之意，反能收敛止汗。是以，有关《外台》神秘汤，当外有新感，内有气滞，且无汗时，可适当重用去节麻黄发汗平喘，以达汗、咳、喘而解。而无外感，用于久病或体弱、老幼之人时，宜用蜜炙麻黄或两头带节麻黄，重在止咳平喘。

旋杏二陈汤证——顽咳案

◆ **方药组成**

杏仁6g，前胡10g，枳壳10g，桔梗10g，半夏12g，茯苓10g，陈皮10g，甘草6g，旋覆花6g（包煎），代赭石12g。

◆ **用法**

水煎温服。

◆ **运用要点**

证属痰浊交结，气逆于上。

症见咳嗽，痰稀，色白，胸膈胀满，呕吐，或噫气，结气，及常年咳嗽，时缓时剧者，舌淡，苔白，脉滑或沉等。临证以久咳、顽咳，痰色白，或稀或稠，苔白，脉滑或沉为运用眼目。

【 六经方证病位 】

主治痰、湿、浊、饮等太阴水饮之证，划归太阴病之方。

【 方证辨析 】

本方为安徽龚士澄老中医所创，由《温病条辨》杏苏散去苏叶、生姜、大枣，加味旋覆花、代赭石化裁而成。方中杏、前宣降肺气；半夏、茯苓、陈皮健脾燥湿，理气化痰；桔梗、枳壳宣畅气机；旋覆花下气消痰；代赭石重镇降逆；甘草调和诸药。诸药合用，共达宣肺降气、化痰平喘之功。

【 临证札记与拾遗 】

旋杏二陈汤为龚士澄老中医有感于杏苏散临床之功不力，结合柯韵伯在《伤寒附翼》中所云"旋覆、半夏作汤，调代赭末，治顽痰结于胸膈，或痰沫上涌者最佳"而创制。以通治外无表证之咳嗽稀痰，咳嗽顽痰，胸膈胀满，呕吐，或噫气、结气，及常年咳嗽，时缓时剧者。

一、杏苏散与旋杏二陈汤比较

杏苏散，见于《温病条辨》，功能轻宣凉燥、止咳化痰，适用于外感凉燥证，临证以咳嗽痰稀、吐之不爽、鼻干嗌塞、无汗恶寒为辨证要点。本方还是祛痰止咳的良方，可用于治疗风寒咳嗽、恶寒微热或无热者，能祛痰镇咳，兼有平喘的功能。吴瑭认为："按杏苏散，减小青龙一等。"

旋杏二陈汤与杏苏散相比，前方外无表证，加入二陈后重在化痰平喘；后方则为统治四时伤风咳嗽通用之方。温病学大家赵绍琴亦擅变通杏苏散法治疗风邪伏肺，肺胃郁热，明确有外感，但杏苏散化痰平喘之力不及前方。

二、旋杏二陈汤组方特点

对于旋杏二陈汤，龚老中医认为"本方不是一时加减之剂，屡用有验"。其中：

杏仁与前胡相合，主宣降肺气，调达气机，止咳祛痰。

桔梗与枳壳相合，升降枢机，利咽止逆。

旋覆花与代赭石相合，旋覆花善降气化痰，代赭石则质重，善降肺胃之气，此二药与半夏相合，兼具旋覆代赭汤止呕、除噎、平喘之功，为方中点睛之笔。

全方主治着眼于气、痰逆满或胶结不化，病位偏于中、上二焦。对此，笔者对其中质重、性善坠下的代赭多取轻量，偏于上焦，以3g为宜；偏于中焦，则以6g为宜。反之，用量过重，一则碍胃，二则引药力入下焦，失其所宜。

【验案解构】

施某，男，67岁，2013年5月11日初诊。素有咳喘史5年，加重3日。患者5年前因咳喘，经某医院诊断为"肺气肿"，迭服氨茶碱和中药等，症状反反复复。3日前吸食当地草烟后加重不解，经人介绍来诊。刻诊：咳嗽，痰色白质稍黏，气喘，尤以疾走或上坡时加重，纳食一般，眠差，二便可，舌淡苔白，脉弦滑。

六经辨证思维及诊治

咳嗽，痰色白、质稍黏，气喘，尤以疾走或上坡时加重，眠差，舌淡苔白，脉弦滑，四诊合参，辨为太阴病，证属痰浊壅肺。处以旋杏二陈汤加味：杏仁6g，前胡10g，枳壳10g，桔梗10g，半夏12g，茯苓10g，陈皮10g，甘草6g，旋覆花6g（包煎），代赭石3g，赤芍10g，生甘草6g，6剂，水煎服。

药后诸症悉减，嘱其彻底戒烟，前后5诊共服30余剂而平。以后每发，皆以此方取效。

按：加味功善甘缓的芍药甘草汤，可快速解除支气管痉挛，而达解痉平喘之功。本方可用于慢性支气管炎、肺气肿、哮喘等证属痰浊壅肺者。此外，笔者临证运用本方时，多着眼于不寒不热、顽久陈痰、时缓时止而用，效果明显优于二陈汤、三子养亲汤等。

三四

桃核承气汤证——肩凝案

◆ **方药组成**

桃仁12g，大黄9g，桂枝6g，炙甘草6g，芒硝6g。

◆ **用法**

原方，上五味，以水七升，煮取二升半，去滓，纳芒硝，更上火微沸，下火，先食温服五合，日三服，当微利。现代，水煎，芒硝分冲，温服。

◆ **运用要点**

证属下焦蓄血，瘀热互结。症见少腹急结，其人如狂，谵语，不寐，烦躁，下血，大便色黑或便秘，小便利或赤涩不利，妇人闭经或经行不利，产后恶露不尽等，舌质紫暗，或有瘀斑，脉沉涩或沉实。临证以少腹急结、烦躁、舌质紫暗或有瘀斑、脉沉涩或沉实、形体壮实为运用眼目。

【 六经方证病位 】

主治瘀、热之证，划归阳明病之方。

【 方证辨析 】

本方出自《伤寒论》，为调胃承气汤加桃仁、桂枝而成。方中重用桃仁破血逐瘀，大黄荡涤瘀热，二药合用，破瘀通腑，从下直泻瘀热而走；芒硝软坚泻热，助大黄通结；桂枝通利血脉，合甘草护养心液；甘草兼能补津虚，以及缓和诸药之峻。诸药合用，共奏破血逐瘀、泻下热结之功。

【 临证札记与拾遗 】

桃核承气汤见于《伤寒论》106条："太阳病不解，热结膀胱，其人如狂，血自下。下者愈。其外不解者，尚未可攻，当先解其外。外解已，但少腹急结者，乃可攻之，宜桃核承气汤。"

一、津液之中，心液尤重

仲景之书，首重顾护胃气与津液。正所谓有胃气则生，无胃气则亡。而津液者，为滋润濡养机体、充利营养血脉的重要物质。结合《伤寒论》整体的津液观和桃核承气汤证，笔者认为：仲景所重之津液，具体应为心液。因为普通的津液亡失，很少会出现危象，而只有津液亏虚到一定程度，心阳亦随之耗损，心神才会失养，也才会出现一系列变证和危象。如《伤寒论》篇"发汗过多，其人叉手自冒心，心下悸，欲得按者，桂枝甘草汤主之"，即是因损及心液，出现心悸且欲得按之重症而立；其他桂枝加附子汤证之汗失如漏，真武汤证之心下悸、头眩、身𠕋动，并直至振振欲擗地者，四逆汤证之亡阳等，亦是因心液和心阳虚损已达一定程度而立方，其意皆为固护心液而设。而桃核承气汤证中，病位虽在下，但因瘀热逆犯心神，热劫心液，才会有其人如狂。否则仅单纯见大便秘结，而难以出现其人如狂的见证。是以用桂枝合甘草，一解下陷之表邪，一降冲逆之瘀热，一补心津之虚损，使阴生阳复。因此，综合起来，笔者认为凡仲景桂枝合甘草用于危急重症者，当是重点考虑为顾护心液及心阳所设，并非随手而投。

二、蓄血证

传统医学共识，蓄血证为病证名，是指瘀血内蓄的病证。相关描述首见于《素问·缪刺论》："人有所堕坠，恶血留内，腹中满胀，不得前后。"结合临床和传统分析，可归结为以下两种情况。

1. 泛指多种内有瘀血的病证，如《杂病源流犀烛·诸血源流》中有："蓄血，瘀血郁结也……当有上、中、下之分。如衄、呕、唾、吐血，皆属上部，苟蓄于此，其症必兼善忘。血结胸中，则属中部，苟蓄于此，其症必兼胸满、身黄、嗽水不欲咽。血凝下焦，又属下部，苟蓄于此，其症必兼发狂、粪黑、小腹硬痛……"《证治准绳·杂病》："蓄血，夫人饮食起居，一失其宜，皆能使血瘀滞不行。故百病由污血者多。"蓄血涉及多种脏腑，除前述之上、中、下蓄血及跌打、撞击、堕坠等因素外，亦可由醉饱入房，竭力伤肝而致。唐容川在《血证论·蓄血》中还补充了"癫犬咬伤，血蓄下焦"。

2. 指表热入里与血相搏结，蓄聚于内。如《伤寒论》中桃核承气汤证、抵当汤证等。

其中，有关桃核承气汤主治的蓄血，尚可包括痔疮出血、下消化道出血、功能失调性子宫出血等，无论其病位是在下焦、膀胱、小肠，还是妇人胞宫，临证总以紧扣瘀热为主，并据瘀热之轻重，加减方中诸药用量比例。同时，病位在下、其人如狂，也并非为桃核承气证必备的运用指征。相反，只有将上病责于下、上病可下治的思路贯穿于临证之中，方可圆机活法。

曾治一瘾疹妇人，遍身发痒，前医以消风散、桂枝麻黄各半汤迭用10余剂而无寸功。细察病机，患者皮疹暗红，又素来积虑太甚，烦躁多怒，大便秘结，脉弦硬有力，考虑瘀热为患，投以桃核承气汤3剂而安。

当然，本方的运用，病机当以瘀、热为主，兼参见患者体格壮实，同时不宜久服为目标。

【验案解构】

李某，女，49岁，2011年10月30日初诊。右肩部疼痛3年余。3年来，患者每于天气变化或夜间眠中受凉，右肩部即会疼痛加重。曾以肩周炎，经封闭疗法、中药内服和外敷等多种治疗，症状始终无法缓解，经人介绍来诊。刻诊：右肩部疼痛，举手、梳头及后展等活动明显受限，遇寒时疼痛加重，纳眠一般，大便素干结，2日一行，小便次数多，舌红，舌体散见瘀斑，脉沉有力。

六经辨证思维及诊治

右肩部疼痛，举手、梳头及后展等活动明显受限，遇寒时疼痛加重，为太阳病，寒束经脉。

大便素干结，2日一行，舌红，舌体散见瘀斑，脉沉有力，为阳明病，阳明瘀热。

四诊合参，共为太阳阳明合病，证属寒邪外束，瘀热阻络。处以桃核承气汤加味：桃仁8g，大黄6g（后下），桂枝4.5g，炙甘草4.5g，羌活6g，姜黄10g，忍冬藤30g，3剂，水煎服。

药后大便缓下，肩痛稍轻，减大黄为3g，继服3剂，并配合肩部运动，疼痛渐缓。后以小剂量桂枝加葛根汤加生大黄1g，当归9g，鸡血藤30g，共服20余剂而愈，便秘亦好转。

按：本案病位在上，但有瘀热为主的病机，而又无狂证，是以投以中等剂量的桃核承气汤。热泻取效后，减大黄量。后期大黄仅用1g，意在活血。胡希恕先生对疼痛部位在一侧的疾病，恒加少量大黄，笔者认为是因大黄轻用时具活血止痛之功。方中羌活疏散表寒，姜黄活血、引经直达病所，忍冬藤通络。

临床中，使用桃核承气汤时尚存在一有趣现象：一旦方证合拍，三两剂之间，即有立竿见影之效；否则，多间接提示辨治失宜，需再详辨。

三五

银翘散证——痤疮案

◆ **方药组成**

连翘10g，金银花10g，桔梗6g，薄荷2g，竹叶6g，生甘草4.5g，荆芥6g，淡豆豉9g，牛蒡子6g，芦根12g。

◆ **用法**

原方，上药杵为散，每服六钱，鲜苇根汤煎，香气大出，即取出，勿过煮。现代，水煎，温服。

◆ **运用要点**

证属太阴风温、温热、温疫、冬温初起。症见但发热不恶寒，口渴咽痛，头痛咳嗽，舌苔薄白或薄黄，脉浮数等。临证以但发热不恶寒、口渴、咳嗽、脉浮数为运用眼目。

【 六经方证病位 】

主治风温、温热、温疫、冬温初起，均属温病和广义伤寒范畴，病位在表，划归太阳病之方。

【 方证辨析 】

本方出自《温病条辨》。方中金银花辛凉解表，连翘清热解毒，二药合为辛凉清解之法；荆芥、薄荷、豆豉辛凉发散，透邪外出；牛蒡子疏风利咽；桔梗宣肺解表；芦根甘寒入肺，清热生津利尿。诸药合用，共达辛凉解表、清热解毒之功。

【 临证札记与拾遗 】

银翘散见于《温病条辨》上焦篇第四条："太阴风温、温热、温疫、冬温，初起恶风寒者，桂枝汤主之；但热不恶寒而咳者，辛凉平剂银翘散主之。"第五条："太阴温病，恶风寒，服桂枝汤已，恶寒解，余病不解者，银翘散主之，余症悉减者，减其制。"

一、银翘散和银翘汤

银翘散为辛凉平剂的代表名方，现多作汤剂使用。但亦有直接名为银翘汤的，见于《温病条辨》卷二，原方由金银花五钱、连翘三钱、竹叶两钱、生甘草一钱、麦冬四钱、细生地四钱组成，主治阳明温病，下后无汗脉浮者，功能滋阴透表，吴鞠通称之为辛凉合甘寒法。其中金银花、连翘、竹叶、甘草为二方共用药物，两者方名仅有一字之差，但主治和功用迥异。

二、使用注意

临床应用银翘散时，需注意以下方面：

1. 制剂方面，原方用以散剂，意在发散、消散外邪。现代则多水煎服。

2. 用法方面，除文后有"香气大出，即取服，勿过煮"，取意"肺药取轻清，过煮则味厚而入中焦矣"之外，尚有诸药味薄轻清的特点，特别像其中的荆芥、薄荷、豆豉，均不耐久煎，久煎则药效易挥发而无功。

3. 服法方面，有"病重者，约二时一服，日三服，夜一服。轻者三时一服，日二服，夜一服。病不解者，作再服"，取意"盖肺位最高，药过重则过病所，少用又有病重药轻之患，故从普济消毒饮时时轻扬法。今人亦有辛凉法者，多不见效，盖病大药轻之故"。

4. 吴鞠通认为此方"纯然清肃上焦，不犯中下，无开门揖盗之弊，有轻以去实之能"。因此在用量方面，宜轻不宜重，量重反而无功。

5. 有关主药，著名中医学家秦伯未先生在《谦斋医学讲稿》中认为本方主治风温，而风温又属外感病，外感病初期理应解表，因此应以疏风解表的荆芥、豆豉、薄荷作君药。陈潮祖先生在《中医治法与方剂》中则认为此方治法包含消除病因、调理功能、调理气血津液三个方面。虽然表证初起，本应解表，但此方不以荆芥、薄荷为主，而以金银花、连翘为主，这是因为消除病因才是治疗温病的关键。以上皆为善学之思。综合历代医论和临床实证，本方当以金银花、连翘为主药。

【 验案解构 】

董某，女，42岁，2015年4月7日初诊。面部遍发痤疮10日。患者10日前感冒后出现面部痤疮，自以为热毒，服用三黄片而症状不解来诊。刻诊：面部遍发痤疮，以额头为甚，其色红，伴灼热痛，自觉汗欲出而不出，口干，微烦，大便稍硬，小便黄，舌红，苔薄黄，脉数。

六经辨证思维及诊治

面部遍发痤疮，以额头为甚，其色红，伴灼热痛，自觉汗欲出而不出，口干，微烦，大便稍硬，小便黄，舌红，苔薄黄，脉数。四诊合参，辨为阳明病，证属热郁肌表，里气不通。选择从肺论治，处以银翘散加减：连翘9g，金银花9g，桔梗6g，薄荷2g（后下），竹叶6g，生甘草4.5g，荆芥6g，淡豆豉12g，牛蒡子6g，芦根12g，浙贝母10g，皂角刺10g，3剂，水煎服。

药后微汗出，痤疮全消。取效速度之快，令患者惊讶。

按：本案辨析属阳明病，但选择从太阳之表而治，主要基于女性用药宜温不宜凉，而即便用性凉之品，亦以轻凉而不寒为原则。否则图一时之快，滥用苦寒之品，多并发经期后延、经带量减少等弊端。同时，根据肺主皮毛，凡附于皮肤的赘生病变，皆有从肺从表论治的机会。本案加大豆豉用量，辛凉与疏风发表并举，是以效如桴鼓。而有关豆豉一味，因加工方法不同，性味和功效也各异。常见的分为：用桑叶、青蒿等同制，药性偏于寒凉的清豆豉；用麻黄、紫苏等同制，药性偏于辛温的淡豆豉。银翘散有疏风发汗之功，宜用淡豆豉。

临床上，本方除主治外感热病外，适当加减后，尚常可用于治疗痤疮、粉刺等皮肤病，疗效均显著。

四神煎证——膝痹案

◆ **方药组成**

生黄芪45g，金银花10g，石斛30g，远志20g，牛膝20g。

◆ **用法**

原方，生黄芪、牛膝、石斛、远志，用水十碗煎二碗，再入银花一两，煎一碗，一气服之。服后两腿如火之热，即盖暖睡，汗出如雨，待汗散后，缓缓出被，忌风。现代，水煎温服。

◆ **运用要点**

证病营阴亏虚，瘀热痹阻筋脉。症见两膝疼痛，膝肿粗大，大腿细，形似鹤膝，步履艰难，日久破溃，但痛而无脓，颜色不变，舌红苔薄黄，脉细数。临证以两膝疼痛、膝肿粗大、步履艰难、舌红少苔、脉细数为运用眼目。

【六经方证病位】

主治营阴虚损之证，划归太阴病之方。

【方证辨析】

本方出自清·鲍相璈所著《验方新编》。方中重用性味甘温之补气圣药黄芪，以祛大风，扶正气，统诸药，固表止汗，托疮排脓，蠲痹行气，托邪外出；牛膝性苦寒，益阴壮阳，强健筋骨，活血祛瘀，善治关节屈伸不利；石斛甘淡，性偏寒，养阴生津清热，壮骨生肌；远志味辛苦，性微温，补益心肾，祛痰宁神；金银花甘寒，透营转气，以监制黄芪温热之性，并与石斛相合，一透营转气，一清虚热。诸药合用，补而不滞，清而不寒，汗而不虚，共达扶正养阴、透营转热、活血通脉之功。

【临证札记与拾遗】

四神煎见于清代鲍相璈所著《验方新编》。主治："鹤膝风。两膝疼痛，膝肿粗大，大腿细，形似鹤膝，步履维艰，日久则破溃。痛而无脓，颜色不变，成败症矣。"

一、主要药证

1. 方中石斛，《神农本草经》载："味甘、平，无毒。主伤中，除痹，下气，补五脏虚劳羸弱，强阴。久服厚肠胃，轻身延年。"南朝陶弘景著《名医别录》载其："益精，补内绝不足，平胃气，长肌肉，逐皮肤邪热痱气，脚膝疼，冷痹弱。久服定志，除惊。"五代十国时期的

《日华子本草》认为其能："治虚损劳弱，壮筋骨，暖水脏，益智，平胃气，逐虚邪。"唐代开元年间道家经典《道藏》更是将石斛列为中华九大仙草之首。因此，石斛不仅是厚胃肠圣药，亦是强健筋骨、助长肌肉、除痹逐热的佳品。

2. 方中远志，《神农本草经》载："味苦、温、无毒。主咳逆，伤中，补不足，除邪气，利九窍，益智慧，耳目聪明，不忘，强志倍力。"《本草分经》载："苦、辛、温，入心。能通肾气，上达于心而交心肾，泄热利气，散郁，利窍豁痰，兼治痈疽。"因此，远志除补虚、交通心肾之外，尚有祛痰、治痈之良效。

3. 方中金银花，通俗都认为其功在于清热解毒，以消痈肿。但从鹤膝风的病名和病因看，主要以形肿如鹤膝，又有风寒湿侵袭的外因得名。而其形成的根本在于营阴虚损，筋骨失养，膝关节肿痛的特点则为痛而无脓，颜色不变，符合虚热肿痛的特点。而金银花虽非寒凉峻品，但亦非清虚热之药。结合鹤膝风内有营阴虚损，深入营血的主因，笔者认为金银花在本方中的功用应为透营转气和监制黄芪之温性，而非清热解毒以消痈。是以，但凡临证见舌质红绛少苔者，笔者常仿清营汤之意，酌加少量金银花、连翘，以期使邪气透营而出，每获出人意表之效。

二、关于剂量

验方四神煎原方，用黄芪半斤，金银花一两，石斛四两，牛膝、远志各三两，用量极重。考清制16两为1斤，按每两折合今制30g，则应为黄芪240g，牛膝、远志各90g，金银花30g。意在重用黄芪扶正祛风，托邪从汗而解。实际上本方的运用要点在于：汤药一气服下之后，即盖暖睡，有类似桂枝汤药后温覆助汗之妙，而非一定要用大剂量的药。相反，黄芪及诸药用量再大也未必能达托邪外出之效。如《医学衷中参西录》认为，"黄芪有透表之力"，但倘若不一气服完和即盖暖睡，也难出汗。因此，笔者在临床中总结，四神煎中各药常用量可调整为：生黄芪45g，金银花10g，石斛30g，远志20g，牛膝20g。既节省药材，又同样有效。

【 验案解构 】

杨某，女，84岁，2014年12月21日初诊。双膝疼痛一年余，加重2日。自用云南白药气雾剂外喷无缓解，经人介绍来诊。刻诊：双膝关节疼痛，尤以行走和上楼时加重，伴乏力，口干，纳食一般，二便尚可，舌红少苔，脉细。查双膝关节部轻微浮肿，压痛，皮色正常。

六经辨证思维及诊治

膝关节疼痛，尤以行走和上楼时加重，伴乏力，口干，舌红少苔，脉细。四诊合参，辨为太阴病，证属营阴亏虚，筋脉失养，兼挟虚热。处以验方四神煎加味：生黄芪45g，金银花10g，石斛30g，远志20g，川牛膝15g，怀牛膝15g，松节10g，仙鹤草20g，天花粉10g，3剂，水煎服。

接诊此例患者时，笔者刚将诊所搬迁入市区半年余，加之患者年纪已高，不耐服药，药后也未及时复诊，心中多少有几分忐忑。后其家人来诊，诉3剂汤药效果奇佳，患者不仅疼痛明显减轻，且日常行走也已无大碍。

按：牛膝有川、怀之分，其中川牛膝功擅行气活血，引火下行；怀牛膝则长于滋补肝肾。笔者运用四神煎时，常二者同用，既有行气活血、滋补肝肾、强健筋骨之功，又能借川牛膝下行之力，引诸药直达病所。

三七

阳和汤证——核证案

◆ **方药组成**

　　熟地24g，鹿角胶10g（烊化），肉桂3g，姜炭3g，白芥子9g，麻黄1.5g，甘草3g。

◆ **用法**

　　水煎温服。

◆ **运用要点**

　　证属阳虚寒凝之阴疽、流注、贴骨疽和鹤膝风。症见局部漫肿无头，皮色不变，酸痛，不热，不渴，舌淡苔白，脉沉细或沉迟。临证以局部漫肿、皮色不变、酸痛、舌淡苔白、脉沉细或沉迟为运用眼目。

【 六经方证病位 】

主治阴寒之证，划归少阴病之方。

【 方证辨析 】

本方出自清代名医王洪绪所著《外科证治全生集》。方中重用熟地滋阴补血，填精补髓；鹿角胶为血肉有情之品，善生精补髓，温肾养阳，以补草木之品补益之不足。二药相伍，则养血生精之力更著，寓阴中求阳之意。肉桂、姜炭温运脾肾之阳，散寒以通利血脉，并引熟地、鹿角胶之药力直达病所。麻黄辛温通阳散寒，发越阳气，以逐皮腠之寒邪；白芥子通阳散滞以消皮里膜外之痰结。麻黄、白芥子相合，宣通气血从筋骨、血脉、肌肉、腠理到皮毛，层层温煦，以化阴凝。阴凝得散，则阳气得宣，血运周流不息。此二药并能使熟地、鹿胶之品补而不滞邪，散寒不伤阴，宣通不伤正，温阳不偏亢。甘草生用，解毒调和诸药，并可续接药力。诸药合用，共达温阳补血、散寒通治之功。

【 临证札记与拾遗 】

阳和汤主治阴疽，"漫肿无头，皮色不变，酸痛无热，口中不渴，舌淡苔白，脉沉细或迟细。或贴骨疽、脱疽、流注、痰核、鹤膝风等属于阴寒证者"。

一、阴疽的产生

阴疽、流注、贴骨疽和鹤膝风等阴证的产生，与阳虚不能温运血脉，以及失于化气行水，日久邪从寒化，血滞痰阻，胶着于筋骨、血脉、肌肉、腠理，并外显于皮肤而得。

二、方中麻黄

关于阳和汤，《中国医学大辞典》云："此方用熟地、鹿角以为温补之品，用麻黄以开腠理，用白芥子以消皮里膜外之痰。且熟地得麻黄则补血不腻膈，麻黄得熟地则通络而不发表。用治诸疽内陷，如日光一照，使寒冱悉解，故有阳和之名。唯半阴半阳之证忌用。"其中的麻黄，《神农本草经百种录》谓其："轻扬上达，无气无味，乃气味中最轻者。故能透出皮肤毛孔之外，又能深入痰凝积血之中，凡药力所不能到达之处，此能无微不至。"可谓深合麻黄在阳和汤中的重要作用。但本方中麻黄用量宜轻，取其通阳为主，散寒为辅。

三、阳和汤使用禁忌

阳和汤总以治疗阴证为主，《中国医学大辞典》提出"唯半阴半阳之证忌用"。马培之曾评曰"此方治阴证，无出其右，用之得当，应手而愈"。但"乳岩不可用，阴虚有热及破溃日久者，不可沾唇"。提出了阳和汤禁用于半阴半阳、阴虚有热、肿溃及乳岩。实际上，阳和汤整体虽然偏温补，但其温燥之性远不及含附子、干姜等的纯阳汤剂。且尚有熟地、鹿角胶可以补精生髓，养血润燥，其不良后果未必会如"不可沾唇"般令人百般避忌。当然，对于疮疡阳证、阴虚有热及破溃日久者等则均需忌用。

同时，有关本方的加减，王洪绪认为"不可增减一味"亦有言过其实之嫌，临证需据实际情况，方能前后进退。如无鹿角胶时，则可改用鹿角霜，以通血脉、祛瘀滞；又可改肉桂为桂枝或二者并用，则可加强温通血脉、和营祛滞之功等。

【 验案解构 】

赵某，女，61岁，2011年10月23日初诊。左侧颈部皮下散在黄豆大硬结2枚一年余。患者一年前因感冒期间服食鸭子肉后出现左侧颈部疼痛，后经西医诊断为"淋巴结肿大"，并经抗生素输液治疗4日，以及煎服单方夏枯草（每次30g）数剂，疼痛一度缓解。但硬节大小不变，且每遇冷天和服用消炎药，疼痛反而加重，经人介绍来诊。刻诊：左侧颈部皮下硬结，轻压痛，遇寒加重，表皮颜色不变，伴乏力，纳差，睡眠一般，大便稀溏，日1～2次，小便色白，舌淡苔白，脉沉细。查左侧颈部皮下硬结2枚，如黄豆大小，边界清晰。

六经辨证思维及诊治

左侧颈部皮下硬结，轻压痛，遇寒加重，表皮颜色不变，伴乏力，纳差，大便稀溏，日1～2次，小便色白，舌淡苔白，脉沉细。四诊合参，辨为少阴病，证属阳虚寒凝，痰滞为患。处以阳和汤加味：熟地24g，鹿角胶10g（烊化），肉桂3g，姜炭3g，白芥子9g，麻黄1.5g，甘草3g，制附子10g，黄芪15g，皂角刺9g，6剂，水煎服。

患者自以为淋巴结肿大因炎症引发，起初对开具含附子的汤方十分疑虑和感到不解，耐心解释后，方才勉强同意服用。药后疼痛减轻，硬节变小。先后3诊，共服药18剂而愈。

按：淋巴结肿大属中医"核证"范畴，临床多以清热解毒、软坚散结为法。本案过用寒凉，又迁延日久而属阴证，非温阳补血不足以周流气血，散寒通滞；非发表消痰不足以开散皮里膜外之邪结。又阴寒日盛，故加纯阳附子，以增强散寒之功；黄芪合皂角刺，取补虚而托毒之意。

　　同时，阳和汤中白芥子一味，生品性味辛温，辛散走窜力强；炒制后虽可避免耗气伤阴，但通达走窜皮里膜外之力锐减。结合本方特点，笔者认为白芥子宜以生用为佳。

三八

吴茱萸汤证——经行头痛案

◆ 方药组成

　　吴茱萸9g，党参12g，生姜18g，大枣30g。

◆ 用法

　　原方，上四味，以水七升，煮取二升，去滓，温服七合，日三服。现代：水煎温服。

◆ 运用要点

　　证属肝胃虚寒，浊阴上逆。证见头痛，以巅顶部为主，手足逆冷，胸痞满，脘腹痛，干呕，吐涎沫，舌淡，苔白，脉迟。临证以巅顶痛、干呕、吐涎沫、舌淡、苔白为运用眼目。

【 六经方证病位 】

主治虚寒之证，病位在肝胃，划归厥阴病之方。

【 方证辨析 】

本方出自《伤寒杂病论》。方中吴茱萸温肝暖胃、散寒降逆以振奋阳气；生姜温胃散寒，长于止呕；党参补气健脾；大枣补虚安中，兼调和诸药。诸药合用，共达温肝暖胃、散寒降逆之功。

【 临证札记与拾遗 】

吴茱萸汤见于《伤寒论》243条："食谷欲呕，属阳明也，吴茱萸汤主之。得汤反剧者，属上焦也。"309条："少阴病，吐利，手足逆冷，烦躁欲死者，吴茱萸汤主之。"378条："干呕，吐涎沫，头痛者，吴茱萸汤主之。"以及《金匮要略》8条："呕而胸满者，吴茱萸汤主之。"9条："干呕吐涎沫，头痛者，吴茱萸汤主之。"

一、吴茱萸汤应用范围

从《伤寒论》和《金匮要略》所载条文分析，吴茱萸汤分别用于以下四个方面：

1. 阳明胃寒，食谷则呕。
2. 少阴吐利，手足逆冷，烦躁欲死。
3. 厥阴头痛，干呕，吐涎沫。
4. 呕而胸满。

其中《伤寒论》与《金匮要略》载录相同的有一条，都总以呕吐为主要症状，证机则属里虚寒凝，浊阴上逆。

二、吴茱萸汤证病位

《伤寒论》309条："少阴病，吐利，手足逆冷，烦躁欲死，吴茱萸汤主之。"仲景为何将吴茱萸汤冠名于少阴病篇，一直争议较大。从条文分析，并结合方证互测，本方当用四逆汤类方。而吴茱萸汤证重点治在中焦，功能温中降浊，并不具备回阳救逆之功。对此，笔者认为：

1. 吐利，手足逆冷，烦躁欲死，类似少阴病主证，但与真正的少阴病差别较大。其原因在于，中焦肝胃阴寒下趋，迫于肠则下利，上逆则呕，故见吐利并作；而阴寒内郁，不能外达以温煦四末，故见手足逆冷。又寒凝气机，内郁于中，上下不得，故烦躁难受。仲景将此种烦躁以"欲死"来形容，仅提示难受的程度，而并非是少阴病中的烦躁必死证。

2. 少阴病的提纲证见于《伤寒论》295条："少阴之为病，脉微细，但欲寐。"吴茱萸汤证虽可见细脉，但多以沉细为主。而真正的少阴病的脉象，不仅细，且多微弱，甚至若有若无。本条也不言脉象，在有关烦躁、死之间还重点用了"欲"字，亦提示需详细加以辨证。

3. 吴茱萸汤证与《伤寒论》296条"少阴病，吐利躁烦，四逆者死"相比，所述主证极其相似，但一则明确用吴茱萸主之，属阳气尚存，能与阴寒之邪力争；一则明确为"死"证，属阳气近绝，独阴无阳。由此可见，吴茱萸汤证与真正的少阴病中的阴寒四逆证区别很大，否则就会前后难以自圆其说。

【 验案解构 】

杨某，女，36岁，2017年2月2日初诊。经行头痛4年余。患者

4年来，每逢经水来临，即出现头痛，并持续至经期结束。多次经颅脑CT和脑电图等检查均无异常，其间遍服小柴胡汤、川芎茶调散、通窍活血汤等，并做针灸治疗，病情时发时止，无法断根，经人介绍来诊。刻诊：经行第一天，经量少，色暗红，少量血块，剧烈头痛，以巅顶部及太阳穴两侧为甚，痛时手部抱头，几近撞墙，伴恶心、呕吐，呕吐物为稀涎水，纳眠差，二便尚可，舌淡，苔白腻水滑，脉沉。

六经辨证思维及诊治

头痛，以巅顶部及太阳穴两侧为甚，呈闷胀痛，痛时手部抱头，几近撞墙，伴恶心、呕吐，呕吐物为稀涎水，纳眠差，舌淡，苔白腻水滑，脉沉。四诊合参，辨为厥阴病，证属肝胃虚寒，浊阴上逆。处以吴茱萸汤加味：吴茱萸6g，党参12g，生姜12g，大枣30g，柴胡6g，天麻10g，藁本10g，2剂，水煎服。

药后仅轻微起效，而辨证无差，方证相符，加减得法，甚是难解。再忆原文，吴茱萸用量一升，生姜六两，加之先前读刘渡舟教授数则运用吴茱萸汤案皆用原方，以及余国俊先生曾言，方证一旦相符，用吴茱萸汤原方可获佳效时，则无需画蛇添足加减。遂再处：吴茱萸12g（水洗七遍），党参12g，生姜24g，大枣30g，2剂，水煎。药后头痛大减，下次月经期前再拟服3剂而愈。

按：仲景用吴茱萸，方后多备注"洗"。清代张睿生在《制药指南》中指出"洗者，取其中正之意"，以及"吴茱萸洗者，抑苦寒，扶胃气"。因吴茱萸有小毒，且性苦燥辛烈，以沸水反复冲洗后，可减其毒性及苦燥之性，但笔者一般10g以上才用洗制之法。

有关吴茱萸汤的运用，鉴于其主治"干呕，吐涎沫，头痛"所具有的明显证候特征，余国俊先生倡导凡见"干呕、吐涎沫、头痛"者，便可首选并独投吴茱萸汤，而不必斤斤计较其是否具备肝胃虚寒、浊阴上逆之全身证候和舌脉，亦不必论其属外伤或内伤，经络或脏腑，以及病程之久暂等。另外，头痛之部位，也不一定局限于巅顶，具有一定的实证意义。2018年3月治一位63岁男性患者，反复左侧偏头痛10余年，CT查无异常，剧烈时恶心欲吐，舌红苔黄腻，脉弦硬有力。初诊时也考虑过用吴茱萸汤，但头痛部位、舌、脉无一符合，选以小柴胡汤合芎黄散，初有小效，后渐无明显作用。四诊时偶然听患者用大理本地方言说起"痛得清口水直淌"，断然处以吴茱萸汤加味，后果大效。之后，每有发作，均直接要求使用第四诊时的吴茱萸汤加味方。

三九

甘麦大枣汤证——脏躁案

◆ 方药组成

炙甘草15g，小麦50g，大枣30g。

◆ 用法

原方，上三味，以水六升，煮取三升，温分三服。

◆ 运用要点

证属心肝脾气亏虚。症见精神恍惚，喜怒失节，不能自抑，无故悲伤欲哭，频频吹欠，心中烦乱，神疲乏力，失眠多梦，坐卧不宁，舌淡红少苔，脉细而数。临证以精神恍惚，喜怒失节，不能自抑，无故悲伤欲哭，坐卧不宁，舌淡红少苔，脉细而数为运用眼目。

【 六经方证病位 】

主治脏气亏虚之证，划归太阴病之方。

【 方证辨析 】

本方出自《金匮要略》。方中小麦味甘性凉，补肝养心，和血健脾；甘草甘缓心气，平调肝脾之阴；大枣性温味甘，补益中气，缓脾柔肝，并润脏之躁急。三药药性平和，温凉并用，既补心脾，又柔肝养肝，共达养心安神、柔肝缓急之功。

【 临证札记与拾遗 】

甘麦大枣汤见于《金匮要略》妇人杂病篇第6条："妇人脏躁，喜悲伤欲哭，象如神灵所作，数欠伸，甘麦大枣汤主之。"

一、脏躁及方证主治

脏躁，为古病名，是指以精神抑郁、心中烦乱、无故悲伤欲哭、哭笑无常、呵欠频作等为主要表现的情志疾病。中医大家何任谓："妇女情志不宁，变幻不定，无故悲伤哭泣，或喜笑无常，不能自制，频作呵欠。"由此可见，喜悲无常，不能自抑，难以厘定为其主要特征。

脏躁的发生，多因七情内伤，情志过极，忧伤忿怒，损及心营，营血不足则气盛火炎，加之思虑过度，心脾损伤，耗伤精血，化源不足，心神失养。同时，还可因火热煎熬生痰，痰热上扰神明；或情志不舒，肝气郁结；或突受惊恐，恐则精却，以致精血内亏，浮火妄动，气机逆乱，上扰神明等所致。临床治疗各不相同。

其中，甘麦大枣汤主治之脏躁，多始于肝，渐及心脾，穷必及肾。证机属情志郁结，化火伤阴，脏阴不足，心肝脾气失和。而脏阴不足，非大虚之候，不宜大补；又五志虚火，不宜苦降。故总体只宜甘平之品，以益阴缓急之法，缓缓调治而建功。

二、小麦药证

有关小麦一味，临床有浮小麦和小麦之分，二者均为禾木科植物小麦的种子，其中：

浮小麦，外形枯瘦，触之干瘪中空，其质轻而入水易浮。性凉，味甘咸，主入心、脾、肾经，长于止汗，具有益气除热、止汗之功。

小麦，外形饱满，触之无中空之感，其质重而入水易下沉。性味甘凉，主入心、脾、肺经，长于安神除烦，具有养心安神、除烦之功。

古时民间碾麦作粉前，均先经水淘洗，舍弃入水即漂浮于上者，以确保面粉之品质。甘麦大枣汤中所用应为小麦，而非浮小麦。同时，《唐本草》谓："小麦汤用，不许皮坼，云坼则温，明面不能消热止烦也。"故小麦入汤，不宜久煎久煮，否则效用大变。

三、方中君药

有关甘麦大枣汤之君药。根据小麦的药证和相关理论分析，如《名医别录》载其："味甘，微寒，无毒。主除热，止燥渴咽干，利小便，养肝气，止漏血唾血。以作曲，温，消谷，止痢。以作面，温，不能消热，止烦。"《本草从新》谓其能"养心，补肾，和血，健脾"。《神农本草经疏》则认为小麦除养心之外，因"肝心为子母之脏，子能令母实，故主养肝，脏阴得养，安神除烦，虚热得清，躁烦可除"。又《素问·脏气法时论》记载："肝苦急，急食甘以缓之。"《灵枢·五味》篇记载："心病者，宜食麦。"故本方以小麦为君。

【验案解构】

宋某，女，41岁，2011年9月17日初诊。心慌心跳一年余，加重2日。患者一年前因家庭变故后出现心慌心跳，多次复查心电图无异常，曾经某医院以"心神经官能症"入院治疗，并服用归脾丸、柏子养心丸、逍遥丸等，症状反反复复。2日前因家庭琐事再次激发，家人陪同来诊。刻诊：心慌心跳，伴胸闷气短，乏力，心烦意乱，家人诉其常无故发呆，自言自语，纳眠差，二便尚可，舌红少苔，脉弦细。

六经辨证思维及诊治

心慌心跳，伴胸闷气短，乏力，心烦意乱，无故发呆，自言自语，纳眠差，二便尚可，舌红少苔，脉弦细，辨为太阴病，证属肝郁化火，脏阴受损，心脾失养。处以甘麦大枣汤加味：炙甘草15g，小麦60g，大枣30g，莲子心5g，甘松6g，龙齿15g（先煎），6剂，水煎服。

药后心悸减，情绪好转，但睡眠改善不明显，减莲子心，加生、炒酸枣仁各15g，前后共服药24剂而愈。

按：脏躁一证，虽症状变幻无定，表现不一，但总以脏阴不足，五志虚火内扰为主要特点。案中莲子心，性味虽苦寒，但用量轻，意在清心除烦，平和五脏之气。甘松，《开宝本草》云："主恶气，卒心腹痛满。"本品温而不燥，滋而不腻，善温通行气，行郁醒脾。龙齿长于镇心安神，清热除烦。

　　此外，甘麦大枣汤一方，小麦需重用，笔者常以60g为基础量，甚则用至120g，轻用则多效减。同时根据其功效和历代本草所载分析，小麦不宜久煎，或与浮小麦、面粉混用。但国医大师邓铁涛先生因药房缺小麦，常以面粉代之，取量一汤匙，先用小量冷开水调成糊状，再用煎好滚熨之药液冲熟和匀即可，据说效亦如桴鼓。

四〇

苓桂茜红汤证——冠心病案

◆ **方药组成**

　　茯苓30g，桂枝10g，茜草
10g，红花10g。

◆ **用法**

　　水煎温服。

◆ **运用要点**

　　证属阳气衰微，水气上冲，

兼夹瘀滞。证见胸部憋闷疼痛，
头眩，心悸，或下肢水肿，舌
润水滑，舌质瘀暗或舌底静脉
曲张，脉沉弦等。临证以胸部
憋闷疼痛、舌润水滑、舌质瘀
暗或舌底静脉曲张、脉沉弦为
运用眼目。

【六经方证病位】

主治阳衰，水、瘀冲逆之证，划归阳明太阴合病之方。

【方证辨析】

本方出自《伤寒论十四讲》，为伤寒大家刘渡舟教授据苓桂术甘汤去白术、甘草，加茜草、红花创制而成。方中茯苓甘淡利水，健脾渗湿，宁心安神；桂枝通阳化气，降逆平冲。苓桂相伍，通阳消阴，阴水得制则阳虚可复。红花、茜草活血、利水、化瘀。诸药合用，共达温阳化饮、降气利水、活血化瘀之功。

【临证札记与拾遗】

苓桂茜红汤为刘渡舟教授从苓桂术甘汤化裁而来。

一、苓桂术甘汤主治

苓桂术甘汤在《伤寒杂病论》中治疗的适宜病证，从原文看主要有两方面：

1. 心下逆满，气上冲胸，起则头眩，脉沉紧。

2. 心下有痰饮，胸胁支满，目眩。

刘渡舟教授结合仲景方论，根据水气病总以"水气上冲"为特点，确立温阳化饮、利水降冲为法，选以苓桂术甘汤为基础方，据证创制了苓桂杏甘汤、苓桂芥甘汤、苓桂茜红汤、苓桂三参汤、苓桂术泽汤、苓桂杏苡汤等治疗水气病的系列方。其中，对于方中主药茯苓、桂枝，刘老认为：

茯苓作用有四：一是甘淡利水以消水阴，治疗痰饮咳逆；二是养心安神；三是助肺治节之令；四是补脾厚土。

桂枝作用有三：一是温复心阳；二是下气降冲；三是通阳主药。

苓、桂相配，则温阳之中以制水阴，利水之中以复心阳，符合叶天士所谓"通阳不在温，而在利小便"的治疗宗旨。

二、水气上冲

有关水气病上冲经过的病位，刘老认为，可分别有脐下、心下、胸中、咽喉、头面及五官清窍等。症见胀满，悸动，憋闷，或噎塞，或咳喘，或眩晕等。其中苓桂茜红汤证的病位，笔者认为属水气夹瘀至胸中并上冲，是以多见胸部憋闷疼痛、心悸。治法上除温阳化饮、降气利水外，尚需活血行气以利水，因此去苓桂术甘汤中白术、甘草，加味茜草、红花。此二药具有活血不留瘀、去瘀不伤正的特点。

三、苓桂茜红汤应用要点

阳虚、水湿、瘀血三者常互为因果，即阳虚失温，可致水湿瘀滞；而水湿、瘀血均为阴邪，留滞过久亦会阻遏并损及阳气；同时水湿、瘀血关系密切，互相滋长。苓桂茜红汤药仅四味，但阳虚、水湿、瘀血三者兼顾，功能温阳化饮，降气利水，活血化瘀。在临床辨证使用本方时，尚有以下规律可作为参考依据：

1. 患者多自觉有气从少腹或心中上冲，见眩晕、心悸、胸满胸闷、面色虚浮、四末发绀等。

2. 舌苔、舌质多见瘀暗，舌体多胖大，舌面多见潮润、水滑欲滴等，并以水滑欲滴为最明显特征。

3. 脉象多沉弦或弦滑。

笔者早年曾治好友之母亲，每逢夜间眠中时气息憋闷异常，似觉被人掐住脖子，导致半夜不时惊醒，时间长达数年之久，身体每况愈下，同村之人视为怪病，以为命难久矣。观其舌苔水润，舌质瘀暗，并伴心悸，考虑为水气上冲，夹瘀凌心，投以苓桂茜红汤加味十余剂而愈，至今健在。此后，临证20年以来，凡具上述脉证的主要特征者，皆屡用屡验。

四、加葶苈子法

临床用苓桂茜红汤治疗证属阳虚水泛，水瘀凌心的冠心病时，笔者常加葶苈子10g，取其功能强心，并以研末分冲效用最佳，但中病即止。同时因麦冬滋腻，五味子酸收，易敛邪，而少合用生脉饮。

【 验案解构 】

杨某，女，53岁，2017年3月4日初诊。反复发作心悸、胸部刺痛3年余，加重一周。患者3年前曾以"冠心病"入住某三甲医院，经治病情一度好转，但每于劳累过后或情绪波动时再次发作。一周前刚从某市级医院出院后又再发，经人扶行来诊。刻诊：心悸，左胸部不时刺痛，伴唇白紫暗，乏力，动则出汗，气促，纳眠差，大便2日一行，小便正常，舌淡苔白滑，舌体两边多处瘀暗斑，脉沉弦。某院 ECG 示：①窦性心律；②ST-T 改变。

六经辨证思维及诊治

左胸部不时刺痛，伴唇白紫暗，乏力，动则舌体两边多处瘀暗斑，为阳明病，气滞血瘀。

心悸，乏力，动则出汗，气促，小便正常，舌淡苔白滑，脉沉弦，为太阴病，阳气衰微，水气上冲。

　　四诊合参，共为阳明太阴合病，证属阳气衰微，水气上冲，挟瘀凌心。处以苓桂茜红汤加味：茯苓30g，桂枝10g，茜草10g，红花10g，葶苈子10g（研末分冲），紫丹参30g，水红花子10g，6剂，水煎服。

　　药后心悸、胸部刺痛明显减轻，纳食开，但仍乏力，去葶苈子，减红花为6g，合升陷汤，前后共服18剂而平。

　　按：方中苓桂茜红汤温阳化饮、降气利水、活血化瘀；紫丹参活血、利水、消瘀，并功同四物；水红花子活血、健胃、开食；葶苈子虽能强心，但易耗气伤正，不可久服，中病则止。

四一

升降散证——高血压案

◆ **方药组成**

僵蚕9g，蝉衣6g，大黄10g，姜黄4.5g。

◆ **用法**

原方，称准，上为细末，合研匀。病轻者分四次服，每服一钱八分二厘五毫，用黄酒一盅，蜂蜜五钱，调匀冷服，中病即止。病重者，分三次服，每服重二钱四分三厘三毫，黄酒盅半，蜜七钱五分，调匀冷服。最重者，分二次服，每服三钱六分五厘，黄酒二盅，蜜一两，调匀冷服。胎产亦不忌。

炼蜜丸，名太极丸，服法同前，轻重分服，用蜜、酒调匀送下。现代，水煎冷服。

◆ **运用要点**

证属气、血、痰、饮、湿、食等邪阻气机，发为火郁，或瘀热互结。症见发热，头面肿大，烦躁，口苦咽干，易怒，失眠，大便燥结，小便赤，或关节、肌肉疼痛，活动不利，舌红起赤，苔干黄，脉弦数等。临证以烦躁、夜寐不安、大便燥结、舌红起赤、苔干黄、脉弦数为运用眼目。

【 六经方证病位 】

主治火郁之证，划归阳明病之方。

【 方证辨析 】

本方原方赔赈散，出自陈良佐《二分析义》，制方人不详。后清代名医杨璿将其更名为升降散，并收载于《伤寒温疫条辨》。方中僵蚕咸平，归肝、肺二经，息风止痉，祛风止痛，化痰散结，且本品辛散气薄，能祛外风，散风热；蝉蜕甘寒，亦归肺、肝二经，其气清，质轻上浮，长于疏散肺肝二经风热。二药相伍，升阳中之清阳。姜黄辛、温、微苦，归肝、脾二经，能外散风寒湿邪，内行气血郁滞；大黄苦寒，清热泻下，活血解毒。二药相配，降阴中之浊阴。诸药合用一升一降，斡旋气机，寒热并用，表里双解，具升清降浊、发越火郁之功。

【 临证札记与拾遗 】

升降散，后世多认为是清代名医杨璿创制，但根据张文选教授所归纳，实则出自陈良佐《二分析义》，制方人不详，原名为赔赈散。如杨氏在《伤寒温疫条辨》中也曾说："是方不知始于何氏，《二分析义》改分量服法，名为赔赈散……余更其名曰升降散。"

一、方后注

从升降散方后注可知，原方主要用作散剂，散者，取消散、散邪之意。同时，方后注明宜"冷服"，中医认为冷者属阴属寒，对火郁之证而言，热者寒之，可助药力。杨璿在《伤寒温疫条辨》中对本方分析时说："是方以僵蚕为君，蝉蜕为臣，姜黄为佐，大黄为使，米酒为引，蜂蜜为导，六法俱备，而方乃成。"可见，除僵蚕、蝉蜕、大黄、姜黄外，尚有活血并引药上行之米酒，以及润而导之兼调药性之蜂蜜。而现代用法，多舍此二味，远失原方制方之意。

二、方中主药

升降散中僵蚕、蝉蜕、姜黄、大黄用量分别为二钱、一钱、三分、四钱。其中大黄用量最重，加之升降散证总以火郁为病机特点，因此有人认为应以功能荡涤泻热之大黄为君药。笔者认为，大黄用量虽重，亦为推陈致新、降浊阴之峻品，但若无僵蚕、蝉蜕轻清外散、斡旋气机之功，则药力难达病所，降而无升，总属呆滞。此外，僵蚕虽质轻，辛散气薄，但轻可去实，只有气、血、痰、饮、湿、食等诸邪得以外散，大黄泻降浊阴之力方有用武之地。因此僵蚕应为方中君药。

三、升降散证的特异性症状

杨璿所著《伤寒温疫条辨》载治疫15方，升降散位列治疫之总方，以统治温病表里、三焦大热，不可名状者。是以本方不唯治外感温病，亦可疗内伤杂病。其中，在辨析运用此方时，张文选教授认为"不可名状"具有明显的诊断特异性，但也常被众多医者所忽视。实际上，诸邪阻滞气机，发为火郁之证时，患者常觉坐卧不安，躁寐不宁，焦灼难奈，但又说不清具体是什么地方难受和不舒服，均可视作所谓"不可名状"的特征性表现。类似的症状在临床上十分多见，不可拘泥。

【 验案解构 】

赵某，男，64岁，2012年4月19日初诊。素有高血压史4年余，头痛3日。患者平素服用波依定（5mg，日1次）控制血压，3日前因睡眠不佳后出现头部胀痛，测血压：160/105mmHg，加服天麻素及去痛片，疼痛稍缓，旋即又痛，经人介绍来诊。刻诊：头胀痛，烦躁多怒，坐卧不宁，口气秽臭，大便干结，2日未行，小便黄，舌红苔黄，脉弦数。测血压：150/110mmHg。

六经辨证思维及诊治

头胀痛，烦躁多怒，坐卧不宁，口气秽臭，大便干结，2日未行，小便黄，舌红苔黄，脉弦数。四诊合参，辨为阳明病，证属气机失调，火郁扰窍。处以升降散加味：僵蚕9g，蝉衣6g，生大黄10g（后下），姜黄4.5g，槐米10g，杜仲12g，益母草30g，3剂，水煎服。

药后便通，诸症悉减，测血压：130/90mmHg。去大黄，继服6剂，血压一直平稳，头痛未发。

按：方中升降散升清降浊，并引领槐米、益母草、杜仲三药，分别通过凉血、活血、补肾以降压，直达病所。

麻黄汤证——外感案

◆ 方药组成

麻黄10g（去节），桂枝6g
（去皮），炙甘草4.5g，杏仁12g
（去皮尖）。

◆ 用法

原方，上四味，以水九升，
先煮麻黄，减二升，去上沫，
内诸药，煮取二升半，去滓，
温服八合。覆取微似汗，不须
啜粥，余如桂枝法将息。现代，
水煎服。

◆ 运用要点

证属风寒束表，卫阳被遏，
营阴郁滞。症见头痛，发热，
恶寒、无汗，身疼腰痛，骨节
疼痛，喘者，脉浮紧。其中头
痛、发热、身疼、腰痛、骨节
疼痛、恶风、无汗、喘，俗称
"麻黄八证"。临证以恶寒、发
热、无汗、脉浮紧为运用眼目。

【 六经方证病位 】

主治风寒束表之证，划归太阳病之方。

【 方证辨析 】

本方出《伤寒论》。方中麻黄气味轻薄，辛温发散，以开玄府；桂枝补虚以解肌，并以辛散之力助麻黄发散表郁之邪；杏仁肃降以利肺气；甘草调和诸药。诸药合用，共达发汗解表、宣肺平喘之功。

【 临证札记与拾遗 】

麻黄汤见于《伤寒论》35条："太阳病，头痛发热，身疼腰痛，骨节疼痛，恶风无汗而喘者，麻黄汤主之。"36条："太阳与阳明合病，喘而胸满者，不可下，宜麻黄汤。"37条："太阳病，十日已去，脉浮细而嗜卧者，外已解也。设胸满胁痛者，与小柴胡汤，脉但浮者，与麻黄汤。"46条："太阳病，脉浮紧，无汗，发热，身疼痛，八九日不解，表证仍在。此当发其汗。服药已，微除。其人发烦，目瞑，剧者必衄。衄乃解。所以然者，阳气重故也。麻黄汤主之。"51条："脉浮者，病在表，可发汗，宜麻黄汤。"52条："脉浮而数者，可发汗，宜麻黄汤。"55条："伤寒，脉浮紧，不发汗，因致衄者，麻黄汤主之。"232条："脉但浮，无余证者，与麻黄汤。若不尿，腹满加哕者，不治。"235条："阳明病，脉浮，无汗而喘者，发汗则愈，宜麻黄汤。"

一、方中药物特殊炮制的用意

从麻黄汤的组成看，麻黄要求去节，桂枝要求去皮，杏仁则要求去皮尖。古人认为，麻黄去节，意在两头中空通透而利于发散；而不去节，两头不通，有截阻之弊，不利发散。桂枝去皮，因皮之性沉降收敛，而去皮后的桂枝气味轻薄，利于发散外透，驱邪出表。杏仁去皮尖，则意在使杏仁油润之性更易发挥，利于止咳平喘。

二、桂枝、甘草相配特点

麻黄汤中桂枝、甘草相配，具有重要的作用：一为补虚，助麻黄驱邪外达；二为固护心液，以防开泄太过，损及心阳。同时，辛散之麻、桂与苦降之杏仁相合，通过上下联动，贯通全身，使百气周流而逐邪。同时符合经云"寒淫所胜，平以辛热，佐以苦甘是也"之旨。

三、麻黄汤"十禁"

参合条文，运用麻黄汤证除了以"麻黄八证"为主要运用指征外，又当注意"十禁"，即淋家、疮家、衄家、亡血家、汗家、阴血虚、中阳不足、里虚、荣气虚、血少等类患者禁用。

四、麻黄服法要点

服用含有麻黄的方剂，一般宜先煎麻黄撇沫，因其沫能使人心烦。同时嘱患者下午六点前服药，以免影响睡眠。临床多认为麻黄用至10g以上，才宜先煎去沫，而10g以下则无必要，也没有多少沫可煎出。但赵绍琴先生用大青龙汤时，麻黄仅用4g，也嘱先煎。

五、麻黄汤中脉证

相对而言，麻黄汤运用范围不如桂枝汤宽泛。究其缘由，最主要的原因之一是麻黄汤证的特征性相对较明显，既有"麻黄八证"为主要运用指征，又有"麻黄十禁"为雷池之地，是以争议也不多。其中较为难解的是《伤寒论》52条："脉浮而数者，可发汗，宜麻黄汤。"而本条主要是从脉象上讨论麻黄汤的适应证。按常理，麻黄汤证最具特征性的脉象是浮紧脉。浮主病在表，紧主风寒外束，邪正相持，而脉数多主热，麻黄汤又为辛温剂，看似矛盾，其主要的原因见于以下情况。

1. 风寒外束，当发热致体温升高，特别是高热时，脉除了见浮外尚有数象，不代表邪热入里。但若并见"恶寒、无汗"等时，则可用麻黄汤。

2. 脉浮而数，表邪未解，且有化热入里的倾向，宜循先表后里的原则。如36条"太阳与阳明合病，喘而胸满者，不可下，宜麻黄汤"。

一般而言，《伤寒论》行文言简意赅，后韵无穷，麻黄汤相关条文亦如此。临证凡运用麻黄汤，当符合头痛、发热、身疼、腰痛、骨节疼痛、恶风、无汗、喘等"麻黄八证"的主要特征，否则包括《伤寒论》51、53条中分别凭"脉浮""脉但浮"，都是无法直接定证使用麻黄汤的。

【验案解构】

赵某，男，41岁，2013年11月7日初诊。主诉：发热、头痛2日。患者夜间不慎受寒后出现发热、头痛，自服快克、板蓝根等药不解而来求诊。刻诊：发热，恶寒，头痛，咽痒，咳嗽，咳白色黏痰，全身肌肉酸痛，不出汗，口不渴，纳眠一般，二便尚可。舌淡，苔白滑，脉浮稍紧。体温：38.6℃，外观形体适中。

六经辨证思维及诊治

发热，恶寒，头痛，全身肌肉酸痛，不出汗，脉浮稍紧，体温：38.6℃，为太阳病，风寒外束，营阴郁滞。

咽痒，咳嗽，咳白色黏痰，舌淡，苔白滑，为太阴病，气郁痰阻。

四诊合参，共为太阳太阴合病，证属风寒外束，营阴郁滞，气郁痰阻。治宜解肌散寒，理气散寒。据证处以麻黄汤合半夏厚朴汤：麻黄10g（先煎去沫），桂枝6g，杏仁12g，炙甘草4.5g，半夏20g，厚朴15g，苏叶10g，茯苓12g，生姜12g，淡豆豉12g（后下），川芎6g，2剂，水煎服。药后汗出热退而痊愈。

按：方中用麻黄汤解肌发汗，半夏厚朴汤理气化痰，豆豉助麻黄汤解表，川芎引药归经并止头痛。

四三

栀子豉汤证——胆汁反流性胃炎案

◆ 方药组成

　　栀子10g，香豉12g。

◆ 用法

　　原方，上二味，以水四升，先煮栀子，得二升半，内豉，煮取一升半，去滓，分为二服，温进一服，得吐者，止后服。

◆ 运用要点

　　证属热郁心胸。症见烦热，虚烦不眠，剧者反复颠倒，心中懊憹，心中窒，或心中结痛，或身热不去，饥不欲食，但头汗出，舌红，苔微黄，脉数。临证以烦热、虚烦不眠、心中懊憹、胃脘痞闷不舒、舌红、脉数为运用眼目。

【 六经方证病位 】

主治热郁心胸之证，划归阳明病之方。

【 方证辨析 】

本方出自《伤寒杂病论》。方中栀子，《神农本草经》谓："味苦寒，无毒。治五脏邪气，胃中热气。"功能清热除烦。豉，《名医别录》载："味苦，寒，无毒。主治伤寒头痛，寒热，瘴气恶毒，烦躁满闷，虚劳喘吸。"意在宣泄胸中无形之郁热，伸展气机。二药相合，共达清热泄火、解郁除烦、宽膈利气之功。

【 临证札记与拾遗 】

栀子汤见于《伤寒论》76条："发汗后，水药不得入口，为逆。若更发汗，必吐下不止。发汗吐下后，虚烦不得眠，若剧者，必反复颠倒，心中懊憹，栀子豉汤主之；若少气者，栀子甘草豉汤主之；若呕者，栀子生姜豉汤主之。"77条："发汗，若下之，而烦热，胸中窒者，栀子豉汤主之。"78条："伤寒五六日，大下之后，身热不去，心中结痛者，未欲解也，栀子豉汤主之。"221条："阳明病，脉浮而紧，咽燥口苦，腹满而喘，发热汗出，不恶寒，反恶热，身重。若发汗则躁，心愦愦反谵语，若加温针，必怵惕，烦躁不得眠，若下之，则胃中空虚，客气动膈，心中懊憹。舌上胎者。栀子豉汤主之。"228条："阳明病下之，其外有热，手足温，不结胸，心中懊憹，饥不能食，但头汗出者，栀子豉汤主之。"375条："下利后，更烦，按之心下濡者，为虚烦也，宜栀子豉汤。"以及《金匮要略》44条："下利后更烦，按之心下濡者，为虚烦也，栀子豉汤主之。"

一、主要适应证

从条文分析，栀子豉汤证以热郁胸膈为主要病机，主要适应证可归结为：

1. 伤寒发汗吐下后，邪气内郁，热扰胸膈，膈气不舒。

2. 阳明病下后，胃中空虚，邪热乘虚结于胸膈，客气动膈。

3. 下利后，更烦，按之心下濡。

二、豆豉

有关豆豉，方后注云："上二味，以水四升，先煮栀子，得二升半，内豉，煮取一升半，去滓，分为二服，温进一服。"说明豆豉不宜久煎。有关豆豉入药的性味，仲景时代无从考录。后世对豆豉的运用，根据加工方法不同，则性味也不同。其中清豆豉，用桑叶、青蒿等作辅料同制，药性偏于寒凉，功善清解；淡豆豉，则用麻黄、苏叶等作辅料同制，药性偏于辛温，功善清宣。结合栀子豉汤证的整体功用，方中以淡豆豉为佳。

三、涌吐剂之辨

针对方后注有"得吐者，止后服"，成无己结合《黄帝内经》云："其高者，因而越之。与栀子豉汤以吐胸中邪气"，以及"酸苦涌泄为阴，苦以涌泻，寒以胜热，栀子豉汤相合，吐剂宜矣"，将此方归为吐剂。此后方有执、张卿子、柯韵伯、程应旄等人皆承袭此说。更有以汪琥为代表的医家，则从豆豉的功用上考据本方为吐剂的原因。如汪琥云："用豉法，须陈腐极臭者，能使人吐。方中云香豉，恐医工用豉，反取新制而气不臭者，无怪乎其不能使人吐也。"实际上，《神农本草经》《名医别录》均未录栀子、豆豉有催吐的功效，当与药性药效无关。此外，有关栀子豉汤主治的虚烦、心中懊憹，李心机教授在《伤寒论疑难解读》一书中有系统总结，认为此虚烦并非心主神志之心烦，实为胃中空虚饥饿之状，搅扰纠结、恶心欲吐之感；懊憹为虚烦之甚，系胃脘灼热嘈杂，欲吐不吐之感。《医宗金鉴》则有："以心中欲吐不吐，烦扰不宁，为懊憹。"陶节庵云："以心中恼乱不安而闷者为懊憹。"尽管对懊憹的产生，在认识有病位与主导上的差异，但均为病势使然，与栀子豉汤药性药效无关。断言栀子豉汤为吐剂之说，实为随文衍义。

四、关于虚烦

有关虚烦的证名，为因虚而致心胸烦热者。本为伤寒汗、吐、下后，邪热乘虚客于胸膈，或病后余热不除，导致津亏、血虚、虚劳等。前者以虚烦不眠、心中懊憹等为特征，如栀子豉汤证；后者则以乏力不安、郁闷少寐、口干舌燥等为主证，如竹叶石膏汤证、酸枣仁汤证等。其中，栀子豉汤证中所谓的"虚烦"还指热郁胸膈，结而不散的无形之邪，故按之心下濡，与按之硬满而疼痛的有形实邪相对。

【验案解构】

杜某，男，39岁，2013年4月5日初诊。胃脘部烧灼痛3年余，加重2日。曾经市级某医院胃镜诊断为"胆汁反流性胃炎"，平素以服用多潘立酮、西沙必利等为主。2日前因饮食不慎加重，经人介绍来诊。刻诊：胃脘部烧灼痛，剧时恶心欲吐，伴口苦，烦躁少寐，不时呃逆，腹胀，纳差，大便微结，小便黄，舌红，苔黄，脉弦数。

六经辨证思维及诊治

胃脘部烧灼痛，剧时恶心欲吐，伴口苦，烦躁少寐，不时呃逆，腹胀，纳差，大便微结，小便黄，舌红，苔黄，脉弦数。四诊合参，辨为阳明病，证属热郁胸膈，胃失和降。处以栀子豉汤加味：栀子10g，香豉12g，川楝子6g，娑罗子10g，4剂，水煎服。

药后诸症悉减，纳食开，继拟4剂，胃脘已无烧灼痛，唯胁肋偶感不舒及乏力，转方以小量柴芍四君子汤十余剂善后而愈。

按：娑罗子，龚士澄老中医认为其性味甘平，主入肝、胃经，长于疏肝理气而通畅经脉，又能和顺胃气而助消化、止胀痛。四川《益州方物记》称本品为张天师学道青城山时所遗，形似栗而味甘美，唯独房如橡子，故亦名天师栗。经笔者临证体会，娑罗子除治胃脘胀满和止痛之功优于枳实、厚朴，且药性平和，少有破气之弊。

四四

葛根芩连汤证——小儿协热利案

◆ **方药组成**

葛根24g，黄芩9g，黄连9g，炙甘草6g。

◆ **用法**

原方，上四味，以水八升，先煮葛根，减二升，纳诸药，煮取二升，去滓，分温再服。现代，水煎温服。

◆ **运用要点**

证属表邪未解，邪热内陷。症见发热，下利不止，口渴多饮，喘而汗出，或暴注下迫，或下利肛门灼热，小便短黄，腹痛，舌红苔黄，脉数。临证以发热、下利不止、口渴多饮、小便短黄、舌红苔黄、脉数为运用眼目。

【 六经方证病位 】

主治太阳表邪不解，又邪热内陷阳明之证，划归太阳阳明合病之方。

【 方证辨析 】

本方出自《伤寒论》。方中重用葛根解表清热，兼升脾胃清阳之气以止下利，解肌、升阳两擅其功；黄芩、黄连性苦寒，长于燥湿止利，清胃肠之热；甘草和中缓急并调和诸药。诸药合用，共达解表清里、升阳举陷之功。

【 临证札记与拾遗 】

葛根芩连汤见于《伤寒论》34条："太阳病，桂枝证，医反下之，利遂不止，脉促者，表未解也。喘而汗出者，葛根黄芩黄连汤主之。"

一、证机与主治

葛根芩连汤证为伤寒表证未解，误用攻下后邪陷阳明所致热利。其中表邪内陷，下趋肠腑，则身热下利，口渴多饮，舌红苔黄，脉数；里热已成，湿热下注，则下痢赤白，里急后重，肛门灼热，舌红苔黄，脉数；里热上蒸于肺，则喘；里热炽盛，外蒸于体表则汗出。有关此方，清代名医柯韵伯云："桂枝证，脉本缓，误下后而反促，阳气重可知。邪束于表，阳扰于内，故喘而汗出；利遂不止者，此暴注下迫，属于热，与脉微弱而协热利者不同。表热虽未解，而大热已入里，故非桂枝、芍药所能和，亦非厚朴、杏仁所能解矣。故君气轻质重之葛根，以解肌而止利，佐苦寒清肃之芩、连，以止汗而除喘，用甘草以和中。"

二、方中运用葛根的要点

1. **关于性味功能** 《神农本草经》谓："味甘，平。主消渴，身大热，呕吐，诸痹，起阴气，解诸毒。葛谷，主下痢，十岁已上。"《名医别录》载："无毒。主治伤寒中风头痛，解肌发表出汗，开腠理，疗金疮。止痛，胁风痛。"其味辛性凉，主入阳明经。而阳明外主肌肉，内主胃腑，功能外解肌表之邪以散热，内清阳明肠腑之热，并能升发脾胃清阳之气以止泻、生津。

2. **关于方后注"先煮葛根"的争议** 清代名医柯琴云："先煮葛根，后内诸药，解肌之力优，而清中之气锐，又与补中逐邪法迥殊。"而有人则结合清代《本草备要》中言葛根"多用反伤胃气，升散太过"，《本草新编》谓"虽君药而切戒过用，恐耗散人真气也"，《本草思辨录》载"用葛根而过，有竭胃汁之虞"等认为，葛根虽无毒，但本方中重用至半斤，用量之大，实属罕见。采取先煮，意在防升散太过，重伤胃气。另外，对于麻黄、葛根宜先煮和去沫，比较有代表意义的还有陶弘景认为"沫令人烦"，以及张锡纯指出的"沫中含有发表之猛力"。后世则多认为葛根用块根入药，质地重，久煎方能保证其有效成分逸出。但现代药物研究又表明，葛根先煎与否对于方剂中的有效成分提取率并无明显影响。当然，其中麻黄之沫，特别是用量超过10g时，的确多使人烦，而先煮去沫则能很好规避此不良反应。但既然用于解表，"沫中含有发表之猛力"，反去之，张锡纯之说显然有所矛盾。

结合《黄帝内经》清阳发腠理、浊阴走五脏的观点，笔者认为，无论是麻黄，还是葛根，采取先煮，本意首先皆是在去沫。因为二者之沫，在古人眼中是一种"浊物"，会影响药物的纯正，当去之。与时至今日，民间流传的煮鱼、炖肉、炖骨头等，都是多次水煮，反复去掉浊物之沫，方才加配调料，以免影响食材的纯正鲜美，道理是一样的。至于麻黄之沫，既是浊物，又确能让人心烦，是古人长期坚持实践而来的结果。但对于葛根，特别是在张仲景时代，结合古人对食材的原始认识角度，因葛根成分中含"浊物"，故理应先煮而去之来理解，方才较为客观和接近古人本意。否则，通过先煮即能提升其某种特定功效，抑或避免劫伤胃气等，毕竟都只是一孔之见。特别是大剂量重用葛根时，即便先煮，再去沫，也肯定无法避免损伤胃气之弊。而以此去解释先煮的原因，很难让人信服。

三、脉证

《伤寒论》34条："太阳病，桂枝证，医反下之，利遂不止，脉促者，表未解也。喘而汗出者，葛根黄芩黄连汤主之。"其中脉促者，为脉数而急迫，非数而中止之促脉。一方面说明有里热；一方面也说明人体阳气未虚。而伤寒表证误下，损及脾阳而寒湿内生，部分表邪内陷，以致下利，既有表邪不解，又有里热下利，临床称为"协热利"。

四、主治下利与表证未解之方

仲景方中，桂枝人参汤、葛根汤、葛根芩连汤三方证均可见下利而表证未解。其中：

桂枝人参汤证，属表里俱寒，全方温中寒以止利。其下利的特点是水粪皆有，无臭味，伴恶寒发热，汗出，四肢倦怠，肢冷，舌质淡，苔白滑，脉弱。

葛根汤证，属邪气在表，里气失和，方以解表为主，表解则利止。其下利的特点是水粪皆下，既有水，又有大便，而且没有肛门灼热，口不太作渴，舌质淡红，舌苔薄白。

葛根芩连汤证，属表证不解，但总以里热急迫为主，其下利的特点是，大便颜色为黄色，或鲜黄，味臭，并有肛门灼热，舌苔可黄，口渴，或伴有喘而汗出。唯热清，里方和，表可解。

【 验案解构 】

刘某，女，1岁，2017年11月27日初诊。发热、咳嗽、泄下清水4日。西医诊治3日，症状不解。而其母日前调理痤疮，仅刚服一剂后效果明显，遂携其女也来求诊。刻诊：发热，咳嗽，喉中痰鸣音，气促，颜面、口唇红，泄下急迫，日4～6次，呈水样，味微臭，小便色黄，纳眠差，不时呃逆。舌红，苔厚腻，脉浮数。测体温：39℃。

六经辨证思维及诊治

发热，咳嗽，喉中痰鸣音，气促，脉浮，为太阳病，外感表邪，肺失宣肃。

颜面、口唇红，泄下急迫，日4～6次，呈水样，味微臭，小便色黄，不时呃逆。舌红，苔厚腻，脉数，为阳明病，阳明里热，湿热逆乱。

四诊合参，共为太阳阳明合病，证属表证不解，邪热内陷。方用葛根芩连汤加味：葛根6g，黄芩3g，黄连1.5g，炙甘草2g，苏叶6g，防风4.5g，沙棘9g，3剂，水煎服。

2017年11月29日二诊，热退、咳平，日泄下2次，便已稍成形，纳眠改善。继服2剂。

2017年12月2日三诊，唯有少许清涕，偶咳，咳声清亮，大便正常，纳食、精神可。属里热出表，微有余邪。本自愈即可，其母要求继服。自拟方：苏叶6g，羌活2g，荆芥6g，防风6g，杏仁3g，浙贝母3g，芦根9g，沙棘9g，生甘草3g，2剂，水煎服。

　　按：葛根芩连汤解表清里；苏叶、防风助葛根解表，升脾胃清气；沙棘活血止咳，健胃消食，其性平和，为治小儿外感咳嗽兼食滞之佳品。

　　对于2017年期间高发的诺如病毒感染，笔者辨证使用葛根芩连汤，通常1~2剂即多获热退、咳平、泻止的良效。

四五

桂枝加龙骨牡蛎汤证——带下案

◆ 方药组成

桂枝9g，芍药9g，生姜9g，甘草6g，大枣30g，龙骨9g，牡蛎9g。

◆ 用法

原方，上七味，以水七升，煮取三升，分温三服。现代，水煎温服。

◆ 运用要点

证属精液耗泄太过，阴损及阳，阴阳失调，精关失固。症见男子遗精，女子梦交，伴腰膝酸软，多梦，头晕目眩，发枯易坠，少腹、前阴寒冷，弦急痛，夜尿频多，脉弦细弱。临证以遗精、腰酸、头眩、少腹及前阴寒冷、脉弦细弱为运用眼目。

【 六经方证病位 】

主治太阴精、津、血虚损，少阴阴损及阳之证，划归太阴少阴合病之方。

【 方证辨析 】

本方出自《金匮要略》，方由桂枝汤加龙骨、牡蛎而成。方中桂枝汤补虚调阴阳，加龙骨、牡蛎潜镇摄纳，以固外泄之精。诸药合用，共达燮理阴阳、调和营卫、固涩精液之功。

【 临证札记与拾遗 】

桂枝加龙骨牡蛎汤见于《金匮要略》血痹虚劳篇8条："夫失精家，少腹弦急，阴头寒，目眩（一作目眶痛），发落，脉极虚芤迟，为清谷、亡血、失精。脉得诸芤动微紧，男子失精，女子梦交，桂枝加龙骨牡蛎汤主之。"

一、主治遗精的引申

桂枝加龙骨牡蛎汤除主治遗精外，凡机体代谢和腺体分泌异常，如自汗、盗汗、遗尿、经带淋漓不尽，包括脱发等，方证相合，皆有运用的机会。现代多引申治疗以胸腹动悸、易惊、不耐疲劳、失眠多梦、脉虚大而无力等为特征的疾病。

二、二加龙骨汤

《小品方》云：虚弱浮热汗出者，除桂，加白薇、附子各三分，故曰二加龙骨汤。主治诸脉浮动而心悸者，尚具潜镇调神、温通心脉之功。胡希恕先生总结为"这个动脉，你要是腹动，他就在关下，你要是心动，他就在关上，所以用到龙骨牡蛎"，与临床实证十分契合。

三、补虚之功特点

桂枝加龙骨牡蛎汤的补虚之功，与肾气丸、薯蓣丸、建中类方等相比，其补虚作用，相对通过温阳、建中、潜镇、固涩而实现。《神农本草经》载录：

龙骨：味甘，平。主心腹鬼疰，精物老魅，咳逆，泄痢脓血，女子漏下，癥瘕坚结，小儿热气惊痫。

牡蛎：味咸，平。主治伤寒寒热，温疟洒洒，惊恚怒气，除拘缓，鼠瘘，女子带下赤白，久服强骨节，杀邪鬼。

其中用桂枝汤补中虚，合性味甘之龙骨、咸之牡蛎，共达温阳、建中、潜镇、固涩之功。即先以桂枝汤建中虚，补后天，加之龙骨、牡蛎不仅能主治失精、经带泌下异常，且具潜镇、调心、安神、交通心肾之功，诸药合用，中虚、心神得养，而最终达补养先天之功。如此，则阴平阳秘，和合平衡。正如《医门法律》云："用桂枝汤调其营卫羁迟，脉道虚衰，加龙骨、牡蛎涩止其清谷、亡血、失精。一方而两扼其要，诚足宝也。"

后世有关滋阴补阳、补虚方面，有了"阳中求阴、阴中求阳"的具体拓展，如明代医家张景岳即是其中杰出的代表。以现今的视角来看，仲景补虚之方在制方思路尚显单一，但客观真实地反映出当时的医疗水平，不能过分地苛求完美和人为地浮夸。这也要求运用本方治疗虚家时，尚有许多细节需仔细审视。如对体质肥满之人，以及太阳表实、里热炽盛、湿热患者，当慎用或禁用。本方久服还易化热化燥，如长期服用，当适时酌加滋阴之药或及时辨证转方。

【验案解构】

胡某，女，38岁，2011年11月24日初诊。主诉：带下量多2个月余。患者2个月前因急性尿路感染后，出现带下量多，夹有秽味。经某中医诊所用中药"完带汤"加味治疗，无明显疗效而来诊。刻诊：带下量多，色白，清稀，伴腰酸，小腹偶有坠胀，平素怕寒怕冷，动辄易出汗，夜间小便多，起夜2~3次。多梦，饮食、大便正常，舌淡，苔水滑，脉寸关部细，尺部弱。外观形体适中。

六经辨证思维及诊治

带下量多，色白，清稀，味臭，伴腰酸，小腹偶有坠胀，平素怕寒怕冷，动辄易出汗，多梦，舌淡，苔水滑，脉寸关部细，为太阴病，太阴里虚，固摄无力，夹饮浊不化。

腰酸，平素怕寒怕冷，小便多，尺部弱，为少阴病，阳虚失温，摄纳失司。

四诊合参，共为太阴少阴合病，证属太阴里虚，阳虚失温，摄纳失司，夹饮浊不化。治宜补中、温阳、化湿、固摄。据证处以桂枝加龙骨牡蛎汤加味：桂枝20g，赤芍20g，生姜20g，大枣30g，龙骨15g，牡蛎15g，茯苓20g，石莲子10g，菟丝子30g（包煎），荆芥炭10g，6剂，水煎服。

2011年12月13日二诊，白带量趋正常，诸症悉减，但白带仍略有臭味，恶风、汗出、腰酸，舌淡，苔白，脉沉。处以桂枝20g，赤芍20g，生姜20g，大枣30g，龙骨15g，牡蛎15g，白头翁10g，石莲子10g，续断20g，荆芥6g，6剂，水煎服。药后痊愈。

按：方中桂枝汤补建中虚，合龙骨、牡蛎固涩，茯苓化饮，石莲子滋肾清热，荆芥畅气化湿，止带。二诊中用白头翁清热止带，去秽浊。

四六

桂枝去芍药加麻黄附子细辛汤证——肺心病案

◆ **方药组成**

桂枝9g，生姜9g，炙甘草6g，大枣30g，麻黄6g，细辛6g，炮附子10g。

◆ **用法**

原方，上七味，以水七升，煮麻黄，去上沫，内诸药，煮取二升，分温三服，当汗出，如虫行皮中，即愈。现代，水煎温服。

◆ **运用要点**

证属少阴阳衰，寒饮凝结不散，积留心下。症见心下坚满，按之如盘杯大，无汗，疲倦多寐，或咳喘，不能平卧，或下肢浮肿，小便不利，舌淡，质暗，苔白腻水滑，脉沉细。临证以心下坚满，按之如盘杯大，舌淡、质暗，苔白腻水滑、脉沉细为运用眼目。

【 六经方证病位 】

主治阳气衰微，寒凝饮结之证，划归太阴少阴合病之方。

【 方证辨析 】

本方出自《金匮要略》，为桂枝汤去芍药合麻黄细辛附子汤而成。方中桂枝通阳化气，温化水饮；附子暖肾温阳，敷布水气；麻黄开宣肺气，以通水之上源；细辛温经散寒，辛散水饮；生姜散水，伍甘草、大枣补中调营。诸药合用，共达温经通阳、散寒化饮之功。

【 临证札记与拾遗 】

桂枝去芍药加麻黄附子细辛汤见于《金匮要略》水气病篇31条："气分，心下坚，大如盘，边如旋杯，水饮所作，桂枝去芍药加麻黄细辛附子汤主之。"

一、气分

有关桂枝去芍药加麻黄附子细辛汤的主治，其中气分是指水寒之气乘阳虚而病在气分，其因在于脏腑功能失调，气化失司，水邪停聚不散或外溢所致的水气病。牵涉肺、脾、肾、三焦、膀胱多个脏器功能失调。临床表现上既有阳虚失温见症，亦有水邪为患见症，如畏寒、手足逆冷、身冷身重、肌肤不仁、骨节疼痛、舌淡、苔薄白、脉沉细等，治当燮理阴阳，温运阳气以散水为法，正所谓"大气一转，其气乃散"。

二、与枳术汤证之异

有关"气分，心下坚，大如盘，边如旋杯，水饮所作"，《金匮要略》提出桂枝去芍药加麻黄附子细辛汤主之。而对"心下坚，大如盘，边如旋杯，水饮所作"又提出用枳术汤主之。以方测证，前者为少阴阳衰，寒饮凝结不散，积留心下，痞结重；后者则因脾胃亏虚，气滞饮凝，痞结轻。治法上二者均以燮理和调阴阳为法，但一则着力于温运阳气以散水，一则健脾行气以利水。

三、虫行皮中

《金匮要略》中，服药后出现"虫行皮中"的方剂有防己黄芪汤和桂枝去芍药加麻黄附子细辛汤。其中对防己黄芪汤的理解，《金匮要略心典》云："风湿在表，法当从汗而解，乃汗不待发而自出，表尚未解而已虚，汗解之法，不可守矣，故不用麻黄出之皮毛之表，而用防己驱肌肤之里。服后如虫行皮中，及从腰以下如冰，皆湿下行之征也。然非芪、术、甘草，焉能使卫阳复振，而驱湿下行哉？"其机制为卫阳振奋，风湿欲解。对桂枝去芍药加麻黄附子细辛汤，则结合《伤寒论》第196条："阳明病，法多汗，反无汗，其身如虫行皮中状者，此以久虚故也。"其机制为正虚，无力化汗而透达肌表，欲汗不得汗，而作身痒如虫行皮中状。

四、主治病位

桂枝去芍药加麻黄附子细辛汤证中心下坚，部位以剑突下心中为界限。边如旋杯，则如杯盘一样隆起，呈中间高、四周低的状态。此饮为阴寒凝而结，质坚硬，不若普通水饮一般，有明显的流动性。

【 验案解构 】

李某，男，64岁，2014年12月11日初诊。素有肺心病史4年，咳喘伴胸闷3日。患者4年前经某三甲医院诊断为"肺心病"，至此每于冬季多次反复住院治疗，症状时轻时重，3日前感寒后再发，自服氨茶碱、阿奇霉素分散片、氨溴索口服液等症状不解而来诊。刻诊：咳嗽，气喘，胸闷，心悸，自觉从心下至咽喉有堵塞感，咳痰出稍舒，痰色白，质黏稠，唇色微紫，畏寒，纳眠差，舌暗淡，苔白水滑，脉沉细。

六经辨证思维及诊治

咳嗽，气喘，胸闷心悸，自觉从心下至咽喉有堵塞感，咳痰出稍舒，痰色白，质黏稠，苔白水滑，为太阴病，痰浊阻络。

畏寒，舌暗淡，脉沉细，为少阴病，阳虚失温。

四诊合参，共为太阴少阴合病，证属阳虚失温，饮停阻络。处以桂枝去芍药加麻黄附子细辛汤合茯苓杏仁甘草汤加味：桂枝9g，生姜9g，炙甘草10g，大枣30g，麻黄6g，细辛6g，炮附子10g，茯苓30g，杏仁12g，射干12g，6剂，水煎服。

药后诸症悉减，继服6剂而平。后每次复发，均以此方取效。

按：方中桂枝去芍药加麻黄附子细辛汤温经通阳，散寒化饮；茯苓杏仁甘草汤降肺宣湿，宽胸利膈；射干祛痰，利咽。有关桂枝去芍药加麻黄附子细辛汤在临床的运用，正如唐容川在《金匮要略浅注补正》中说："此证是心肾交病，上不能降，下不能升，日积月累，如铁石之难破。方中麻黄、桂枝、生姜以攻其上，附子、细辛以攻其下，甘草、大枣补中焦以运其气，庶上下交通，所谓大气一转，其气乃散也。"功在温通心肾之阳，上下斡旋气机，通转水饮痰结之邪。

桂枝芍药知母汤证——类风湿案

◆ 方药组成

　　桂枝12g，芍药9g，甘草6g，麻黄6g，生姜15g，白术15g，知母12g，防风12g，附子10g。

◆ 用法

　　原方，上九味，以水七升，煮取二升，温服七合，日三服。现代，水煎温服。

◆ 运用要点

　　证属风寒湿痹阻经络，日久伤正，并化热伤阴。症见全身关节疼痛，关节肿大变形，身体瘦弱，或头眩短气，恶心欲吐，舌红，苔白，脉弦细弱等。临证以全身关节疼痛、关节肿大变形、身体瘦弱、脉弦细弱为运用眼目。

【 六经方证病位 】

主治风、寒、湿痹阻经络，正虚及化热伤阴之证，划归太阳阳明太阴少阴合病之方。

【 方证辨析 】

本方出自《金匮要略》，为桂枝加桂汤去大枣、倍生姜加味而成。方中桂枝加桂汤加减方合麻黄、防风，发表散寒，除湿通痹，和营缓急，蠲饮降冲；附子温经散寒，温阳除湿，坚筋骨；白术健脾充肌，除湿通痹；知母清热养阴，消肿，监制温药之燥性，与风中润药防风相合，使祛湿不伤正，散寒不助热。诸药合用，共达祛风除湿、温阳通痹之功。

【 临证札记与拾遗 】

桂枝芍药知母汤见于《金匮要略》中风历节篇8条："诸肢节疼痛，身体尪羸，脚肿如脱，头眩短气，温温欲吐，桂枝芍药知母汤主之。"

一、方证构成

从条文分析，桂枝芍药知母汤主治之证，因湿浊留滞关节，则见脚肿如脱；湿浊上冲，则见头眩短气，温温欲吐。传统认为本方由桂枝汤去大枣加味而成，实则由桂枝加桂汤去大枣、倍生姜加味而成。究其原因有二。

1. 桂枝汤中桂枝用量为三两，本方中为四两，当属桂枝加桂汤，意在和调营阴，通阳散寒，又能降冲逆，以治头眩短气。

2. 桂枝汤中生姜为三两，而本方中重用至五两，也非简单的桂枝汤加减。意在加强辛散之力，散湿、和胃、止呕，以治温温欲吐。

二、桂枝、麻黄剂量与功效的关系

方中桂枝与麻黄的关系：通常情况下，麻黄用量大于桂枝，相须而用时，发汗之力倍增。而本方证中因有湿邪的存在，取桂枝用量大于麻黄，意不在发汗，而在温阳散寒。

三、白术药证

有关白术的运用：《神农本草经》谓其："味苦，温。主风寒湿痹，死肌，痉，疸，止汗，除热，消食。作煎饵，久服轻身，延年，不饥。"《名医别录》则载："味甘，无毒。主治大风在身面，风眩头痛，目泪出，消痰水，逐皮间风水结肿，除心下急满，及霍乱，吐下不止，利腰脐间血，益津液，暖胃，消谷，嗜食。"本方中重用至五两，除健脾、除湿、消痰之外，还因脾主四肢，意在补后天之本，充养和强壮肌体，以治身体尪羸。

四、知母药证

有关知母的运用：《神农本草经》谓其："味苦，寒。主消渴，热中，除邪气，肢体浮肿，下水，补不足，益气。"《名医别录》载："无毒。主治伤寒久疟烦热，胁下邪气，膈中恶，及风汗内疸。多服令人泄。"方中用之除清热养阴，监制温药之燥性外，尚可消肿，以治脚肿如脱。

五、附子药证

有关附子的运用：《神农本草经》谓其："味辛，温。主风寒咳逆，邪气，温中，金创，破癥坚积聚，血瘕。寒湿踒躄，拘挛，膝痛不能行步。"《名医别录》载："味甘，大热，有大毒。主治脚疼冷弱，腰脊风寒，心腹冷痛，霍乱转筋，下痢赤白，坚肌骨，强阴，又堕胎，为百药长。"
方中用炮附子两枚，除温经散寒、温阳除湿外，尚能强壮筋骨，合白术，
以治诸肢节疼痛，身体尪羸。

【 验案解构 】

杜某，女，35岁，2014年8月14日初诊。全身关节疼痛6年，加
重1个月余。患者原在兰坪县从事海鲜类生意，常年与水接触，加之该
县气候严寒，积久出现关节疼痛，并多次经昆明、大理州等多家三甲
医院诊断为"类风湿关节炎"，前后治疗耗资十余万元。西药多用激素
与止痛剂，中药则多有蜈蚣、蝎子、蛇类等入药，病情一直反反复复。
1个月前加重，经人介绍来诊。刻诊：全身关节疼痛，尤以肩部、手指、
腕关节肿痛变形为甚，遇寒加重，平素自觉身体空虚，时有外寒侵入体
内之感，伴乏力，无力持重，口干，纳眠一般，二便尚可，舌红，苔白，
脉弦细无力。

六经辨证思维及诊治

全身关节疼痛，遇寒加重，平素自觉身体空虚，时有外寒侵入体
内之感，结合发病史中久居严寒之地，为太阳病，风寒外袭。

口干，舌红，为阳明病，里热。

肩部、手指、腕关节肿痛变形，舌苔白，结合发病史中久与水湿
接触，为太阴病，湿浊留滞关节。

全身关节疼痛，遇寒加重，平素自觉身体空虚，时有外邪侵入体
内之感，乏力，脉弦细无力，为少阴病，阳虚失温。

四诊合参，共为太阳阳明太阴少阴合病，证属风寒湿邪外袭，日
久伤阴，阳虚失运。处以桂枝芍药知母汤合三子养亲汤加味：桂枝

12g，芍药9g，甘草6g，麻黄6g，生姜15g，白术15g，知母12g，防风12g，附子10g，苏子10g，白芥子6g，莱菔子10g，黄芪15g，6剂，水煎服。嘱停一切西药。

药后疼痛缓解不明显，但患者一直坚持服药，当服至36剂时，疼痛渐减，手指、腕关节肿胀渐消。2014年至今，多以桂枝芍药知母汤为主方，前期加三子养亲汤，后期则或合二至丸，或加仙鹤草，共服药100多剂。特别是近两年的冬天，每月至多服用6剂药即能正常过冬，关节部位的肿胀也已消除，几乎未再反复。

　　按：三子养亲汤出自《韩氏医通》，方中苏子、白芥子、莱菔子分别善消肺、三焦、脾胃之痰浊；黄芪益气扶正，以防三子养亲汤耗气之弊。二至丸亦为固本之法，尤宜于久用激素或虫类药致耗气劫阴的调理。其中三子养亲汤对类风湿关节炎的肿大有较好治疗作用，为赵绍琴教授擅用。笔者习用赵老之法，多获良效。

四八

木防己汤证——核证案

◆ **方药组成**

木防己10g，石膏30g，桂枝6g，党参18g。

◆ **用法**

原方，上四味，以水六升，煮取二升，分温再服。现代，水煎温服。

◆ **运用要点**

证属正虚支饮，饮郁化热。症见咳嗽喘满，心下痞胀坚硬，面色黧黑晦暗，或见短气，烦渴，下肢浮肿，小便不利，舌红，苔白润，脉沉紧。临证以支饮、心下痞胀坚硬、面色黧黑晦暗、脉沉紧为运用眼目。

【 六经方证病位 】

主治虚、饮、热之证，划归阳明太阴合病之方。

【 方证辨析 】

本方出自《金匮要略》。方中防己通络行水，桂枝温通血脉，二药苦辛相合，行水散结，以消心下痞坚；石膏辛凉，以清郁热；党参扶正补虚。诸药合用，共达通阳利水、清热补虚之功。

【 临证札记与拾遗 】

木防己汤见于《金匮要略》中："膈间支饮，其人喘满，心下痞坚，面色黧黑，其脉沉紧，得之数十日，医吐下之不愈，木防己汤主之。虚者即愈，实者三日复发。复与不愈者，宜木防己去石膏加茯苓芒硝汤主之。"

一、病位病性

木防己汤主治病位在胸膈间、心下，性质为支饮。而有关支饮，其病名出自《金匮要略·痰饮咳嗽病脉证并治》："咳逆倚息，短气不得卧，其形如肿，谓之支饮。"以喘、满、痞、坚为重。其中坚者，并非如大结胸证般按之质地坚硬，而是形容留饮停滞，聚而不散。

二、证机特点

木防己汤证中药仅四味，但证机复杂，虚、饮、郁、热并见，且有停、聚、冲、逆之势。即支饮留伏，停聚于胃，胃失和降，则见心下痞闷，甚或膨满坚实；饮邪冲逆于肺，肺气上逆，则气喘胸满；饮聚膈间，营卫不利，上熏于面，则面色黧；寒饮留伏于里，则脉见沉紧之象。

三、防己药证

有关方中主药防己，《神农本草经》谓其："味辛，平。主风寒，温疟，热气，诸痫，除邪，利大小便。"《名医别录》载："味苦，温，无毒。主治水肿，风肿，去膀胱热，伤寒，寒热邪气，中风，手脚挛急，止泄，散痈肿恶结，诸蜗疥癣，虫疮，通腠理，利九窍。"功擅通窍、利水、散结。临床上，防己的别名很多，有汉防己、木防己、小防己、粉防己、广防己、粉寸己等，最常用的商品名则有汉防己和木防己两种。汉防己，则又名粉防己。其中，木防己功能解毒消肿，祛风除湿，通经活络。但木防己属马兜铃科植物，现代研究表明其主要成分中含有会导致近端肾小管功能受损的马兜铃酸。而汉防己，其主要功效是利水消肿、祛风止痛，特别擅长消除皮部、肌部、肉部、膈、心下之水。通常认为，二药均有祛风湿、利水之功。但汉防己长于利水消肿，木防己长于祛风湿止痛。若症偏于下部，湿重于风者，多用汉防己；症偏于上部，风重于湿者，多用木防己。同时，二者均有一定的肝肾毒性，长期和大剂量使用时，均需慎重。

四、虚实辨析

根据有关条文中所言虚实，主要有以下体会：

1. 按"正气夺则虚，邪气盛则实"解释。如《医宗金鉴》引李彣语："木防己汤补虚散饮，虚者受补即愈，实者饮邪固结不解，故复发不愈。"

2. 按水邪轻重来解释。如《金匮要略选读》认为，虚者指"心下虚软",实者指"心下痞坚结实"。

3. 按气分、血分,即虚为饮在气分、实为饮在血分来解释。如《王旭高医书六种》云:"支饮在气分者,服木防己汤即愈。若饮在血分,深连下焦,必愈而复发。以其既散复聚,则有坚物留作澼囊。"王氏言饮在血分的根据有二:一则"面色黧黑"为瘀血之象;二则芒硝有消积破血之用。《千金方衍义》也有:"用木防己以散留饮结气;石膏主心肺逆气;人参助胃祛水;桂心和荣开结,且支饮得温则行。若邪客之浅,在气分多而虚者,服之即愈;若邪客之深,在血分多而实者,则愈后必复发。"

4. 按胃中之虚实来解释。如《高注金匮要略》云:"虚、实,即胃中之虚、实而言,非指正气也。"

结合方证,为虚实兼见之证。虚既有正虚、阳虚,又有胃虚,实为邪结,心下痞坚不散及饮热。

五、石膏用量

有关方中石膏用量,有用2枚、3枚、12枚等等不一。如《深师方》有:"疗膈间支满,其人喘满,心下痞坚,面黧黑,其脉沉紧,得之数十日,吐下之乃愈,木防己汤主之。木防己二两,石膏二枚,鸡子大。"《金匮玉函要略述义》卷中痰饮咳嗽病脉证并治第十二载:"木防己汤方,宋本《外台》:石膏,鸡子大,十二枚,碎,绵裹。本草引《深师》:木防己二两,石膏二枚,鸡子大。"《外台秘要》卷第八载支饮方九首:"又膈间支饮,其人喘满,心下痞坚,面黧黑,其脉沉紧,得之数十日,医吐下之不愈,木防己汤主之方。木防己(三两),石膏(鸡子大三枚),桂心(二两),人参(四两切)。上四味,以水四升,煮取二升,去滓,分再服。虚者即愈,实者三日复发,则复与。不愈者,宜去石膏加茯苓芒硝汤方。"根据如鸡子大,一枚折合现今40g左右,笔者常用量为

30～45g，即能取效。

【验案解构】

杨某，女，30岁，2017年12月29日初诊。颈部左侧见一
3cm×2cm大小硬结，伴疼痛1个月余。曾经西医诊断为"淋巴结肿
大"，服用多种抗生素及小柴胡颗粒，症状不解，且有增长之势，经人
介绍来诊。刻诊：颈部左侧疼痛，按之尤甚，伴乏力，口渴，胸中痞
闷，纳差，大便溏，舌淡，苔白水滑，舌体胖大，边有齿痕，脉沉细数。
查外观形体较胖，颈部左侧皮下见一3cm×2cm大小硬结，表面光滑，
边界清晰。

六经辨证思维及诊治

口渴，脉细数，为阳明病，阳明微热。

乏力，胸中痞闷，纳差，大便溏，舌淡，苔白水滑，舌体胖大，
边有齿痕，脉沉，为太阴病，阳虚饮停。

四诊合参，共为阳明太阴合病。证属阳虚痰凝，饮热不化。处以
木防己汤加味：木防己10g，石膏45g，桂枝6g，党参18g，连翘6g，
皂角刺10g，苍术12g，荆芥6g，7剂。

药后大便轻泄3次，后核肿渐消而安。

按：方中木防己汤通阳散结，利水消肿，清热补虚；连翘、
皂角刺清热散结；苍术健脾燥湿；荆芥畅气化湿，引药上行。

本案主要抓住"淋巴结肿大"属中医核证范畴，其病机为痰
浊结聚不化，并结合主证而取效。

四九

当归四逆汤证——雷诺病案

◆ **方药组成**

当归10g，桂枝10g，芍药10g，细辛6g，炙甘草6g，木通6g，大枣45g。

◆ **用法**

原方，上七味，以水八升，煮取三升，去滓，温服一升，日三服。

◆ **运用要点**

证属血虚寒凝。症见手足厥冷，麻木，甚或疼痛，遇冷加重，舌淡苔白，脉细等。临证以手足厥冷，遇冷加重，舌淡苔白，脉细为运用眼目。

【 六经方证病位 】

主治血虚寒凝而致筋脉收引之证,划归厥阴病之方。

【 方证辨析 】

本方出自《伤寒论》,为桂枝汤去生姜、倍大枣加味而成。方中桂枝、细辛温经散寒,以祛表里之寒;当归、芍药养血和营;甘草、大枣甘缓筋急,补气益脾;通草渗湿行津,通利血脉,引气血、阴津及诸药药力达于四末。诸药合用,共达温经散寒、养血通络之功。

【 临证札记与拾遗 】

当归四逆汤见于《伤寒论》351条:"手足厥寒,脉细欲绝者,当归四逆汤主之。"

一、一证一脉

当归四逆汤证的条文极其简单,可归纳为一证一脉。症即手足厥寒,脉则细而欲绝者。与四逆汤证之"手足厥逆""手足厥冷"并见"脉微欲绝"迥异。即四逆汤证中"脉微欲绝",微代表阳虚,而当归四逆汤证中"脉细欲绝",细则代表血虚、阴虚、营虚。正如南京中医药大学陈亦人教授在《伤寒论求是》中指出:当归四逆汤养血散寒,是治厥阴血虚寒凝致厥的主方。论中提出"手足厥寒,脉细欲绝者"就是有别于少阴阴盛阳虚的辨证要点,可谓察细入微。

二、方源及药证

当归四逆汤为桂枝汤去生姜、倍大枣加味而成,可看作是桂枝汤的变方。

1. 有关通草,《神农本草经》谓其:"味辛,平。主去恶虫,除脾胃寒热,通利九窍,血脉,关节,令人不忘。"功能清热渗湿,通利九窍、血脉、关节。据考证,仲景时代的通草实际是后世的木通。其中关木通因其肾毒性,一度被禁用,甚至连著名的中成药龙胆泻肝丸亦遭波及。但实际上,规范及适量运用,是完全可避免其肾毒性的,切不可因噎废食。

另外,木通和通草皆具清热利水、通经下乳之功。但木通是木通科植物木通、三叶木通或白木通的干燥藤茎,其性苦寒,清热利水功效较强,尤善清降心火,活血通痹。而通草则是五加科植物通脱木的干燥茎髓,其性甘淡,药性平和,清热利水之力不及木通,也无行痹通经之效。

2. 有关大枣,《神农本草经》谓其:"味甘,平。主治心腹邪气,安中,养脾,助十二经,平胃气,通九窍,补少气少津,身中不足,大惊,四肢重,和百药,久服轻身长年。"《名医别录》载:"无毒。补中益气,强力,除烦闷,治心下悬,肠澼澼,久服不饥神仙。"在《伤寒论》所载113方中,大枣共计入方40首,仅次于甘草、桂枝。其中用三十枚者1方,二十五枚者1方,十五枚者1方,十二枚者28方,十枚者2方,六枚者2方,五枚者1方,四枚者4方。本方为25枚,用量较重。取大枣药性纯和,既能益肺气,又能补血,并善补益肺脾之气为主。而血虚之证,因血得气而化,益气有利于补血;散寒易伤气,益气有利于散,同时,重用大枣,既可助归、芍以补营血,又可防桂枝、细辛燥烈太过,伤及阴血。

【验案解构】

杨某,女,40岁,2011年9月13日初诊。双手十指遇冷变紫暗,并伴麻木、刺痛2年余。患者2年前因双手十指每触冷水即变紫暗，经某医院诊断为"雷诺病"，迭经中西医治疗无明显疗效，经人介绍来诊。刻诊：双手十指颜色紫暗，伴麻木、刺痛，遇寒和接触冷水时加重，乏力，多梦，月经量少，舌淡红，苔白，舌底静脉瘀曲，脉细。

六经辨证思维及诊治

双手指轻度刺痛，舌底静脉瘀曲，为阳明病，瘀血阻络。

双手十指颜色紫暗，麻木，遇寒和接触冷水时加重，伴乏力，多梦，月经量少，舌淡红，苔白，脉细，为厥阴病，血虚寒凝。

四诊合参，共为厥阴病，证属血虚寒凝，兼挟瘀血。处以当归四逆汤合桂枝茯苓丸加味：当归10g，桂枝10g，芍药10g，细辛6g，炙甘草6g，木通6g，大枣45g，茯苓10g，桃仁10g，粉丹皮10g，豨莶草30g，鸡血藤30g，6剂，水煎服。

药后刺痛减，但麻木、十指色紫暗改善不明显，易木通为木贼10g，前后共服36剂而平。

按：雷诺病是由于寒冷或情绪激动引起发作性的手指（足趾）苍白、发紫然后变为潮红的一组综合征，发作时手足冷，麻木，偶有疼痛。典型发作时，以掌指关节为界，手指发凉、苍白、发紫，继而潮红。疾病晚期，逐渐出现手指背面汗毛消失，指甲生长变慢、粗糙、变形，皮肤萎缩变薄而且发紧（硬皮病）。指尖或甲床周围形成溃疡，并可引起感染。当归四逆汤对本病有较好的治疗效果。

方中当归四逆汤温经散寒，通利血脉；桂枝茯苓丸活血化瘀；豨莶草、鸡血藤养血通痹，善除麻木之症，且藤走四肢，兼引药直达病所；久服去木通，易为木贼，其味甘、苦，性平，主入肺、肝、胆经。功能疏风散热，凉血止血，明目退翳。《本草纲目》谓木贼曰："此草有节而糙涩，治木骨者，用之磋擦则光净，犹云木之贼也。"取其外形有节，中空、通透之意，常在本方中代替木通使用，效果亦著。

五〇

桂枝加大黄汤证——附件炎案

◆ **方药组成**

桂枝10g，大黄6g，芍药20g，甘草6g，生姜10g，大枣30g。

◆ **用法**

原方，上六味，以水七升，煮取三升，去滓，温服一升，日三服。现代，水煎温服。

◆ **运用要点**

证属太阳表邪未解，误下伤中，邪陷太阴，腑气不畅，瘀血内停。症见发热、汗出、恶风、腹痛拒按，大便秘结或下利不爽，甚则里急后重之脓血便，舌淡或胖，苔偏厚，脉浮缓有力的一类病症。临证以汗出、便结、腹痛拒按、脉浮缓有力为运用眼目。

【 六经方证病位 】

主治太阳表邪未解，邪陷太阴，阳明里热，瘀血内停之证，结合传统，划归太阳阳明太阴合病之方。

【 方证辨析 】

本方出自《伤寒论》，为桂枝汤倍芍药、加大黄而成。方中桂枝汤补虚固表，驱邪外达以治太阳本病，加味芍药，合桂枝汤加强补益和缓痛之力，以治太阴里虚，加味大黄治邪陷所致之阳明腑气不畅，并活血止痛。诸药合用，共达补虚逐邪、通气和络、活血止痛之功。

【 临证札记与拾遗 】

桂枝加大黄汤见于《伤寒论》279条："本太阳病，医反下之，因尔腹满时痛者，属太阴也，桂枝加芍药汤主之。大实痛者，桂枝加大黄汤主之。"

一、表里双解之方

按方证分析和通行俗称，本方可算《伤寒论》中表里双解方之一。其中桂枝汤一方面通过其补中虚之功，既可驱邪外达而解太阳病，又可补中益气而和络虚，另一方面加味大黄、倍芍药，通治阳明、太阴之里邪。

二、方证与太阴病关系

桂枝加大黄汤证原系太阳病，当用汗法，但误用下法，而致太阳表邪不解，伤津而中虚，邪陷太阴，腑气不畅，瘀血内停之证。本方在

《伤寒论》中纳入太阴篇，多认为治太阴病。但太阴篇提纲证273条云："太阴之为病，腹满而吐，食不下，自利益甚，时腹自痛。若下之，必胸下结硬。"明确提出太阴病不可下，否则成结胸证，且无呕、利之症。因此本方证并非单纯主治太阴病，而是太阳本病误下，本病不解，误下伤中，邪陷太阴，腑气不畅，瘀血内停，系太阳阳明太阴俱病。同时，腑实痛急迫剧烈，呈"大实痛"特点。芍药苦、微寒，其功总属补益为主，并具一定降泄作用。对腑气不畅、便结、腹痛拒按之"大实痛"，力有所不逮。对此，仲景加大黄二两。大黄一味，《神农本草经》载录："味苦，寒。主下瘀血，血闭，寒热，破癥瘕积聚，留饮宿食，荡涤肠胃，推陈致新，通利水谷道。调中化食，安和五脏。"《名医别录》则录："大寒，无毒。平胃下气，除痰实。肠间结热，心腹胀满，女子寒血闭胀，小腹痛，诸老血留结。"大黄总具苦寒泻下、推陈出新、活血化瘀之功。但有别于纯阳明腑实之承气汤类方症，本方中大黄用量略轻，与《伤寒论》280条"太阴为病，脉弱，其人续自便利，设当行大黄、芍药者，宜减之。以其人胃气弱，易动故也"遥相呼应，临证当守此明训而不可孟浪强下。

三、腹痛证治与太阴本病区别

桂枝加大黄汤证在腹痛上，与太阴病本证相似，但前者为腑气不通，瘀血内停，无呕利之症；后者为里虚寒湿内盛，必见呕利之症。又在大便上，与阳明腑实证相比，前者仅大便稍硬稍干，用大黄在于微轻热结兼活血化瘀而止痛；后者则不大便，便结较典型，并多呈热毒态势，用大黄则意在荡涤邪实。

【验案解构】

段某，女，28岁，2015年3月4日初诊。主诉腹疼痛一年余。患者一年前，分娩第二胎后不久出现腹痛，曾经 B 超诊断示：双侧附件炎。经服甲硝唑、三金片等治疗，病情反复缠绵不愈而来诊。刻诊：腹痛，以右少腹绵绵作痛为主，偶有刺痛。产后一直不时汗出，恶风怕冷，多梦，纳眠一般，大便易燥结，多 2 日一行，小便尚可。舌淡苔薄白，脉缓有力。

六经辨证思维及诊治

腹痛，以右少腹绵绵作痛为主，不时汗出，恶风怕冷，多梦，舌淡苔薄白，脉缓，为太阴病，太阴里虚失固，络虚失养。

腹部偶作刺痛，大便易燥结，多 2 日一行，脉缓但有力，为阳明病，阳明腑气不通，挟瘀。

四诊合参，共为阳明太阴合病，证属太阴里虚失固，络虚失养，阳明腑气不通，挟瘀。治宜补中缓急，行腑通气，散结逐瘀。方选桂枝加大黄汤加味：桂枝 12g，白芍 24g，炙甘草 9g，大枣 30g，生姜 12g，大黄 6g，桃仁 4.5g，石见穿 15g，3 剂，水煎服。

2014 年 3 月 12 日二诊。药后腹痛减轻明显，汗出减少，大便畅。但劳累后，右少腹仍不时疼痛，舌脉同前。继处：桂枝 12g，白芍 24g，炙甘草 9g，大枣 30g，生姜 12g，大黄 3g，浙贝母 10g，3 剂，水煎服。后愈。

  按：方中桂枝加芍药汤补虚，缓急而止痛，并能固表止汗；大黄通腑泻实，伍桃仁活血止痛；石见穿清热活血，浙贝母散结。后二药尤宜于妇科热、瘀、痰、湿等结聚作痛之证。

  另外，大黄、芍药均有一定的泻下之力，特别对胃肠虚弱者尤为明显。笔者的经验是，二药用后，大便正常而下，或轻度泻下，机体无不适感，则多为辨证准确。反之，泻下无度，胃肠明显不适，正气受损，则可反推辨证失误，药证不符。

五一

葛根汤证——鼻渊案

◆ 方药组成

葛根12g，麻黄9g，桂枝6g，炙甘草6g，芍药6g，大枣30g，生姜9g。

◆ 用法

原方，上七味，㕮咀，以水一斗，先煮麻黄、葛根，减二升，去白沫，内诸药，煮取三升，去滓，温服一升。覆取微似汗。余如桂枝法将息及禁忌。现代，水煎温服。

◆ 运用要点

证属风寒外袭，太阳经俞不利，或邪趋肠腑。症见项背强几几，无汗，恶风，或无汗，小便反少，气上冲胸，口噤不得语，以及恶寒后发热，或下利，舌淡，苔白，脉浮紧。临证以项背强几几、无汗、恶风为运用眼目。

【 六经方证病位 】

主治太阳病及太阳阳明合病，划归太阳阳明合病之方。

【 方证辨析 】

本方出自《伤寒论》。方中葛根功能起阴气，升津液，舒筋缓急，为治疗项强之佳药；麻黄、桂枝发汗解肌，通阳理气；芍药、甘草补虚和营，解痉缓急；生姜、大枣相合，护胃气、滋汗源。诸药合用，共达发汗解肌、升津舒筋、调和表里之功。

【 临证札记与拾遗 】

葛根汤见于《伤寒论》31条："太阳病，项背强几几，无汗恶风，葛根汤主之。"32条："太阳与阳明合病者，必自下利，葛根汤主之。"以及《金匮要略·痉湿暍病脉证治》12条："太阳病，无汗而小便反少，气上冲胸，口噤不得语，欲作刚痉，葛根汤主之。"

一、主治病证

1. 风寒外袭，太阳经俞不利之证，症见项背强几几，无汗，恶风。

2. 太阳阳明合病之证，症见下利，或伴恶寒发热、无汗、项背强、身体痛等。

3. 刚痉之证，症见无汗而小便反少，气上冲胸，口噤不得语，或伴恶寒恶风等。

三段条文的共同特点：主治不同，但病机均符表证著，并入里，但里证初起、有热亦不盛的特点。临床均可见项背强，恶寒发热，或恶风，无汗。并根据方后注"覆取微似汗"，无汗为三证必备特点。

二、葛根汤证方源

传统多认为葛根汤由桂枝汤加味葛根、麻黄而成，但综合分析：

1. 从药量看，桂枝汤原方桂枝、芍药各用三两，炙甘草二两，而葛根汤中桂枝、芍药、甘草均用三两，非为桂枝汤加味而成。

2. 从病机与主证无汗看，桂枝汤用于太阳表虚无汗之证，而葛根汤用麻黄，为风寒兼经枢不利之证，无汗为必具见症，所以葛根汤也非由桂枝汤加味而成。

3. 葛根汤中麻黄用三两，桂枝用二两，主药与麻黄汤相合，又见无汗之症；另外，葛根汤中芍药、甘草等量，又有项强之症，应为麻黄汤去杏仁，合芍药甘草汤加葛根、生姜而成。

三、葛根汤证中项背强几几的范围

葛根汤证经典特征性症状为"项背强几几"。临证大多重视项强，而忽视肩、背部的凝、重、痛。经方大家胡希恕先生常以此方治腰肌劳损。日人清川立道则曰："此方治外邪项背强急及痉病神效，固不待言，即积年之肩背凝结，往往一汗之后，其病若失。"南京中医药大学黄煌先生对葛根汤证中的项背强几几认识更为形象和深刻，在《药证与经方》中说："项背强几几，即为项背强痛的古代通俗说法。用现代语言描述，这是一种从后头部至后背部的肌肉拘急感、疼痛感，有时范围可达腰部。同时多伴有头痛、头昏、头晕等症。患者有的主诉头项强痛，有的主诉是肩颈酸重，有的主诉腰背酸痛，也有主诉是头昏、头重、头晕，甚至仅诉说全身困重者。医生可用手指沿其风池穴往下、脊柱两侧用力按压，两侧夹脊肌肉有抵抗感，患者可诉说疼痛或酸重感，有的患者可以扪及块状、硬结或条索状的软组织。这种项背强痛感，一般多见于肌肉较厚的患者。另外，头面部的乃至五官的许多病症所出现的头痛、头昏、头晕、耳鸣等不适感，也可看作是项背强痛的延伸。"黄煌先生在其医话中还举例说："如果来位病人是个才20多岁的姑娘，人瘦瘦的，说是颈椎病，你马上就用葛根汤，恐怕就容易出问题：晚上睡不好觉了，心慌了，头更不舒服了。辨别葛根汤证，最简单的就是看看他是不是熊腰虎背，背特别厚实，这叫'葛根汤背'。"当然，除此之外，还须结合体质，排除外强中干的虚人，否则即便熊腰虎背也不能妄用。

同时，结合足太阳膀胱经循行路线，即其脉分支从头顶部分出，到耳上角部。直行本脉从头顶部分别向后行至枕骨处，进入颅腔，络脑，回出分别下行到项部，下行交会于大椎穴，再分左右沿肩胛内侧、脊柱两旁，到达腰部。项背部的广义外延，除了颈部外，尚包含肩、腰部、腰骶部在内。

四、葛根药证

葛根，《神农本草经》谓："味甘，平。主治消渴，身大热，呕吐，诸痹，起阴气，解诸毒。"《名医别录》载："无毒，主治伤寒中风头痛，解肌发表出汗，开腠理，疗金疮，止痛，胁风痛。"功能升清止泻、清热止渴、升津解痉。其中历代对葛根功能升津还是生津多有歧义。从葛根的性味看，其性味苦平，无滋阴生津之力。而临床所谓的升津，主要是通过鼓舞胃气，升发胃阳，将机体的阴津输布全身，实现止渴、濡养、缓急之功。

【 验案解构 】

杨某，男，28岁，2017年7月23日初诊。素有过敏性鼻炎史，反复发作性鼻塞、喷嚏、头痛3年余，再发3日。西医予输液及服用鼻炎康、氯雷他定片无明显缓解而求诊。刻诊：鼻塞、喷嚏，流水样涕，尤以接触粉尘、冷空气和晨起掀被时加重，前额部剧烈疼痛，每日均需服用去痛片、克感敏片等，口干，口渴，纳眠一般，二便尚可，舌红，苔薄黄，舌体干燥，脉弦浮。

六经辨证思维及诊治

鼻塞、喷嚏，流水样涕，尤以接触粉尘、冷空气和晨起掀被时加重，前额部疼痛，脉浮为太阳病，风寒外束。

口干，口渴，舌红，苔薄黄，舌体干燥，为阳明病，阳明里热。

四诊合参，共为太阳阳明合病，证属风寒外束，阳明里热，移热于脑。处以葛根汤加味：葛根12g，麻黄5g，桂枝4g，杭白芍4g，炙甘草4g，大枣30g，生姜9g，黄芩10g，辛夷10g，川芎30g，生石膏45g，6剂，水煎服。

2017年8月11日二诊，药后诸症悉减，头痛亦明显缓解，继拟6剂。

2017年8月25日三诊，要求巩固，继拟6剂，头痛顽疾亦愈。

按：葛根汤加黄芩、辛夷方治鼻渊，为日本汉方和叶橘泉先生常用。鼻渊患者多因鼻塞、鼻甲肥大导致呼吸不畅，夜间入睡时需张口帮助呼吸，口干也是临床常见症状之一，因此加石膏亦为常法。

临床使用葛根汤治疗"项背强几几"时，方中葛根常需重用，每方可达60~120g，亦无劫胃汁之弊。但移治鼻渊，因其病在高位，根据"治上焦如羽"的原则，笔者常酌减方中诸药用量，利于长服，也有佳效。

柴胡桂枝汤证——坐骨神经痛案

◆ 方药组成

桂枝4.5g，芍药4.5g，黄芩4.5g，党参4.5g，炙甘草3g，半夏9g，大枣15g，生姜4.5g，柴胡12g。

◆ 用法

原方，上九味，以水七升，煮取三升，去滓，温服一升。现代，水煎温服。

◆ 运用要点

证属太阳证未罢，又见少阳之证。症见发热恶寒或寒热往来，口苦口干，恶心呕吐，心烦易怒，胸痞，纳差，肢节疼痛或身体痛，出汗，头痛，疲倦，乏力，脘腹疼痛，舌苔薄白或黄，脉弦细等。临证以发热恶寒或寒热往来、出汗、口苦、恶心呕吐、胸痞、纳差、肢节疼痛或身体痛、脉弦细为运用眼目。

【 六经方证病位 】

主治太少合病之证，划归太阳少阳合病之方。

【 方证辨析 】

本方出自《伤寒论》，为桂枝汤与小柴胡汤各取一半相合而成。方中桂枝汤和调营卫，小柴胡汤调畅少阳气机，二方相合，表里同调，营卫共疏，共达解肌和营、和解少阳之功。

【 临证札记与拾遗 】

柴胡桂枝汤见于《伤寒论》146条："伤寒六七日，发热，微恶寒，支节烦痛，微呕，心下支结，外证未去者，柴胡桂枝汤主之。"

一、合病与方证

有关合病，为两经或三经同时受邪，起病即同时出现各经一证的情况，相互之间无因果关系。就典型的太阳少阳合病而言，见于《伤寒论》172条："太阳少阳合病，自下利者，与黄芩汤。"对于柴胡桂枝汤，仲景未明言其为太少合病之方，实为后人根据病因病机并以方测证而得。本方主治既有太阳表邪不解，又有少阳病见证。其中发热与恶寒并见，又四支关节烦痛，提示太阳病存在；微呕是少阳胆热犯胃腑引发，心下支结与少阳病主证胸胁苦满相似，但程度较轻。本方证中，除了支节痛因疼痛剧烈而描述为烦痛外，其他主证多轻微，是以属太少两经轻解法。而同样是太少合病，可以用黄芩汤，重点在少阳证；又可以用柴胡桂枝汤，为少阳证兼表。可见详辨方证的重要性。

同时，有关合方的药物取量，柴胡桂枝汤取小柴胡汤、桂枝汤原方量之各一半。又如桂枝麻黄各半汤，实取桂枝汤、麻黄汤原方量之三分之一；其他桂枝二麻黄一汤、桂枝二越婢一汤等，亦非两方药量的简单相加，主要是根据主治病情的轻重来决定合方和方药用量比例。

二、发热特点

三阳病发热时，太阳病的发热特点为发热与恶寒并见；阳明病为但热不寒；少阳病的特点则是往来寒热，有寒无热，有热无寒，二者交替发生。柴胡桂枝汤证条文中为发热、恶寒并见，但亦可治疗往来寒热之证。

三、主治方向

根据桂枝汤的主要治疗方向，即一是发汗解肌；二是调和营卫；三是补益太阴，和调气血。当与小柴胡汤合用时，既可治太阳少阳合病之证，又可治少阳太阴合病之证。如柴胡桂枝汤经常用来治疗虚人感冒，即是结合桂枝汤调和营卫之功，而用于治疗其他内伤杂病时，多凭借桂枝汤所具的补益太阴、和调气血之力。如日本相见氏结合腹证，用柴胡桂枝汤倍芍药可治疗癫痫、心脏神经症、舞蹈症、哮喘、角化症等20多种病证。

同时，从柴胡桂枝汤的组成看，小柴胡汤主治往来寒热、胸胁苦满、心烦喜呕、默默不欲饮食、口苦、咽干、目眩等证；桂枝汤则主治发热、汗出、恶风、脉缓等证。但二方相合，其主治功能却并非二方的简单叠加。如刘渡舟教授认为本方既能调和营卫气血，又能和解表里，疏利肝胆。并结合太阳、少阳两经经络循行特点，临证广泛用于治疗肩背痛、肝气窜、肝硬化、四肢疼痛、胃脘痛等多种疾病。台湾经方专家张步桃先生则结合小柴胡汤调理三焦、桂枝汤调外和里的特点，将本方用于郁证、水脑病、癫痫、一氧化碳中毒、睡眠障碍等。至于将柴胡桂枝汤用于退热、虚人感冒、更年期综合征等的其他报道，更是屡见不鲜。笔者将柴胡桂枝汤合二至丸，用于治疗更年期综合征，屡用屡验。

【 验案解构 】

赵某，女，51岁，2012年11月14日初诊。腰腿部反复疼痛3年余，加重3日。患者3年前因腰腿部疼痛，经某三甲医院 CT 检查示腰4～5及腰5～骶1骨质增生，并以"坐骨神经痛"经中西医治疗，病情时好时坏。3日前劳累后再发并加重而来诊。刻诊：腰、腿部疼痛，以晨起及下蹲时为甚，伴小腿不时痉挛，第二趾麻木，怕冷，出汗，平素性急烦躁，纳眠差，二便尚可，舌淡苔薄白，脉弦细。

六经辨证思维及诊治

怕冷，出汗，舌淡苔薄白，为太阳病，营卫失和。

平素性急烦躁，纳眠差，脉弦细，为少阳病，气机不利。

四诊合参，共为太阳少阳合病，证属气机不利，营卫失和，经脉痹阻。处以柴胡桂枝汤加味：桂枝4.5g，芍药4.5g，黄芩4.5g，党参4.5g，炙甘草3g，半夏9g，大枣15g，生姜4.5g，柴胡12g，豨莶草30g，鸡血藤30g，桃仁10g，7剂，水煎服。

2012年11月28日二诊，药后诸症悉减，唯感轻度乏力，去桃仁，继拟10剂而平。一年后复发，又以柴胡桂枝汤取效。

　　按：方中柴胡桂枝汤舒调气机，调和营卫，豨莶草、鸡血藤通痹养血。又久病入络，故加活血、破血之品桃仁。

　　同时，两侧为少阳胆经循行之所，凡一侧病变，又见太阳证的，皆可据证运用柴胡桂枝汤。

桂枝二越婢一汤证——荨麻疹案

◆ **方药组成**

桂枝6g，芍药6g，麻黄6g，炙甘草6g，大枣10g，生姜4g，石膏9g。

◆ **用法**

原方，上七味，以水五升，煮麻黄一二沸，去上沫，内诸药，煮取二升，去滓，温服一升。现代，水煎温服。

◆ **运用要点**

证属表有微邪，里有郁热。症见发热恶寒，热多寒少，或伴咳嗽，口干，微烦、无汗或少汗，舌红，苔薄黄，脉浮数或略数等。临证以发热恶寒、热多寒少、无汗或少汗、微烦、口干、脉浮数为运用眼目。

【 六经方证病位 】

主治表有微邪，又里有郁热之证，划归太阳阳明合病之方。

【 方证辨析 】

本方出自《伤寒论》，为桂枝汤合越婢汤组成，也可看作是小量的桂枝汤加麻黄、石膏而成。方中桂枝汤补津虚、调营卫以达解肌祛风、托邪外出之功；合麻黄散表之微邪；因热多寒少，以石膏清透里热。诸药合用，共达解表清里之功。

【 临证札记与拾遗 】

桂枝二越婢一汤见于《伤寒论》27条："太阳病，发热恶寒，热多寒少，脉微弱者，此无阳也。不可发汗，宜桂枝二越婢一汤。"

一、方药组成

从方药组成看，桂枝二越婢一汤为桂枝汤二份，越婢汤一份，合为一方。按林亿所云："今以算法约之，桂枝汤取四分之一，即得桂枝、芍药、生姜各十八铢，大枣三枚。越婢汤取八分之一，即得麻黄十八铢，生姜九铢，甘草六铢，石膏二十四铢，大枣一枚八分之七，弃之。二汤所取相合，即得桂枝、芍药、甘草、麻黄各十八铢，生姜一两三铢，石膏二十四铢，大枣四枚。"其中大枣一枚八分之七，后注"弃之"，指弃去其中的八分之七，合后面的三枚，共为四枚。其中：

1. 方证所治"热多寒少"，提示表邪甚微，同时入里化热。但里热其实也很轻微，仅是相对于郁表之微邪而言，才显得热多，有比较之意。

2. 方证所治"此无阳也",历代争议较大。如曹颖甫在《伤寒发微》中说:"宜桂枝二越婢一汤句,当在热多寒少下,今在节末,实为传写之误。否则既云'不可发汗',犹用此发汗之药,有是理乎?若夫脉微弱而无阳,恶寒甚,则宜干姜附子汤;不甚,亦宜芍药甘草附子汤,此正可以意会也。"吴人驹在《医宗承启》中云:"微乃微甚之微,非微细之微,但不过强耳。既曰热多,脉安得微。无阳者,谓表之阳邪微,故不可更大汗。热多者,谓肌之热邪甚,故佐以石膏。越婢者,发越之力如婢子之职,狭小其制,不似大青龙之张大也。"喻昌在《尚论篇》中则云:"此亦风多寒少之证。无阳二字,仲景言之不一,无阳乃无表、无津液之通称也,故以不可更汗为戒。然非汗则风寒终不能解,唯取桂枝之二以治风,越婢之一以治寒,乃为合法耳。"王子接在《绛雪园古方选注·上卷》中云:"无阳者,阳分亡津之谓。"实际上,从方证分析,方中用二份的桂枝汤,意在补津虚、调营卫而达透邪之功。故无阳主要提示津虚。当然,津虚的程度也不重。而脉见微弱,虽有津虚的成分,但患者素体虚弱才是重点。

二、发汗轻剂三方

桂枝麻黄各半汤、桂枝二麻黄一汤和桂枝二越婢一汤三方,体现了发汗轻剂和合方的具体运用。基本都有表虚日久,而致邪郁,是以麻桂并用,且桂枝用量始终大于或等于麻黄,意在轻解表之微邪,因邪轻,用药亦轻,以期微汗而解的特点。与桂枝麻黄各半汤证、桂枝二麻黄一汤证相比,皆属表郁轻证,但三方中,桂枝麻黄各半汤证表郁相对较重,桂枝二麻黄一汤证表郁较轻,而桂枝二越婢一汤则是在表郁的基础上,又有里热渐成之势,因此用了石膏清解郁热。

从邪正虚实的角度看,三方之中,桂枝麻黄各半汤证表邪较甚,故以解肌祛邪为主；桂枝二麻黄一汤证，先经汗后，邪气渐微，而正已显虚，故以扶正为主，祛邪为辅；桂枝二越婢一汤证，外邪轻，且有里郁热，并有一定的正虚之象，故用了两份的桂枝汤补津虚、调和营卫的同时，又用了一份的越婢汤清越解郁。

另外，从传统角度分析，桂枝二越婢一汤证的病机又与大青龙汤证稍有相似，可视作俗称的"寒包火"。但无论是从主治病情还是方药力量看，桂枝二越婢一汤证都比大青龙汤证轻微很多，前者为表郁内热轻证，后者为表寒与里热俱重并见烦躁之证。

三、合方配比与发汗关系

桂枝二越婢一汤中，桂枝汤与越婢汤的比例是二比一。用药特点是偏补、偏温的药多，偏凉的药少。而全方的药物整体用量也少，桂枝、麻黄相合，桂枝与麻黄的用量相等，又有辛凉的石膏监制，发汗之力极其轻微。对比《伤寒论》常用的几首发汗剂，根据发汗力度由强到弱，依次可排为大青龙汤、麻黄汤、桂枝汤、桂枝麻黄各半汤、桂枝二麻黄一汤、桂枝二越婢一汤。其中大青龙汤、麻黄汤可算为发汗峻剂，但大青龙汤发汗之力更强，且清里热、除烦。同时大青龙汤药后不需温覆和啜粥即能得汗，麻黄汤虽也不需啜粥，但需覆取微似汗。桂枝汤发汗，一则需药后啜粥以助药力，二则需温覆取汗，否则单用桂枝汤，也难达到发汗的目的。桂枝麻黄各半汤为小汗之方；桂枝二麻黄一汤为微汗之方；桂枝二越婢一汤发汗之力则更微，意在清里热，而里热实际上也不重，热多寒少仅是相对而言。

【 验案解构 】

杨某，男，24岁，2012年9月13日初诊。主诉：皮肤瘙痒2年余。

患者2年来反复出现皮肤瘙痒，经某三甲医院诊断为"荨麻疹"，其间遍服各种中西药，病情一直未得到有效控制，平素主要依赖服用息斯敏、氯雷他定片等暂缓症状，经人介绍来诊。刻诊：全身皮肤瘙痒，轻挠即起片状、高出皮肤、针尖大小红色疹子，以夜间为甚，怕冷怕寒，无汗，伴口干口微苦，痒剧时易烦躁，纳食尚可，眠差，大便可，小便黄，舌红，苔黄，脉数。外观形体适中。

六经辨证思维及诊治

怕冷怕寒、无汗，为太阳病，寒邪郁表。

皮肤瘙痒，轻挠即起片状、高出皮肤、针尖大小红色疹子，夜间为甚，伴口干，易烦燥，眠差，小便黄，舌红，苔黄，脉数，为阳明病，阳明郁热，挟瘀。

四诊合参，共为太阳阳明合病，证属寒邪郁表，郁热入里，挟瘀。处以桂枝二越婢一汤加味：桂枝6g，赤芍6g，麻黄6g，炙甘草6g，大枣10g，生石膏9g，生姜4g，桃仁12g，白薇10g，6剂，水煎服。

2013年9月29日二诊。药后瘙痒诸症悉减。皮肤似有汗但未出，舌红，苔黄，脉弦数，原方加淡豆豉12g，继拟6剂，得汗而愈。

按：方中桂枝二越婢一汤透表发邪，清疏郁热，桃仁活血祛瘀，白薇清热除烦。豆豉，《名医别录》载录："味苦，寒，无毒。主治伤寒头痛寒热，瘴气恶毒，烦躁满闷，虚劳喘吸，两脚疼冷，又杀六畜胎子诸毒。"其中用桑叶、青蒿等为佐料同制的，为清豆豉，药性偏于寒凉，功擅清解除烦。用麻黄、苏叶等为佐料同制的，为淡豆豉，药性偏辛温，功擅透邪疏表。许多需透邪出表的皮肤病和体弱患者，用麻黄恐峻汗时，常可酌减麻黄用量，加味淡豆豉以增强宣透之力，而无过汗或伤正之弊。

《古今录验》续命汤证——面神经炎案

◆ **方药组成**

麻黄10g，桂枝10g，生石膏10g，人参10g，当归10g，川芎6g，干姜10g，杏仁10g，炙甘草6g。

◆ **用法**

原方，上九味，以水一斗，煮取四升，温服一升，当小汗，薄覆脊，凭几坐，汗出则愈，不汗更服。现代，水煎温服，取汗为度。

◆ **运用要点**

证属正虚邪袭，痰热瘀阻络脉。症见四肢突发瘫痪，口眼㖞斜，流涎，语言謇涩，或肢体拘急、麻木而无痛感，轻者神志清楚，重者神昏不识人，舌红，苔薄黄，脉弦细。临证以四肢突发瘫痪、口眼㖞斜、语言謇涩为运用眼目。

【 六经方证病位 】

主治正虚为本，外有邪袭，痰、热瘀阻经络之证，划归太阳阳明太阴合病之方。

【 方证辨析 】

本方出自《金匮要略·中风历节病脉证并治》附方，主要基于麻黄汤、桂枝汤加减和变制而来。方中麻、桂辛散开表，祛邪外出；杏仁宣降肺气，畅气化痰；石膏清热解凝，并监制麻、桂辛燥发汗之性；当归、川芎养血活血；干姜温中养胃，并防石膏寒凉碍胃，二药一热一寒，各行其道；人参、甘草益气补虚。诸药合用，共达补虚通络、清热化浊之功。

【 临证札记与拾遗 】

《古今录验》续命汤见于《金匮要略·中风历节病脉证并治》附方，治"中风痱，身体不能自收，口不能言，冒昧不知痛处，或拘急不得转侧；并治但伏不得卧，咳逆上气，面目浮肿。"

一、有关对中风的认识

1. 中风的相关记述　有关中风的传统记述和认识，首见于《黄帝内经》。书中对中风病的不同表现和阶段早有记载。如对卒中昏迷期间有"大厥""仆击""薄厥"之称；对半身不遂有"偏枯""偏风""身偏不用""痱风"等称谓。张仲景《金匮要略·中风历节病脉证并治》篇中，对中风的病因、脉证论述较详。自此，始有中风专论。关于中风的病因学说，唐宋以前多以"内虚邪中"立论，即中风是外风学说。至金元时期，许多医家对外风学说多有异议，并偏于内因发病。如刘河间提出"心火暴盛"致病，李东垣认为属"正气自虚"，朱丹溪则以"痰湿内生"为致病因素。与此同时，王履在《医经溯洄集·中风辨》中提出著名的"真中风"与"类中风"观点。至此，以外风立论的续命汤类方的运用逐渐少为人知。

2. 风痱与六经中风区别　《古今录验》续命汤所治中风痱，非《伤寒论》中六经中风，而是特指的中风病之一，即现代医学所谓的脑卒中、脑中风或脑血管意外，二者名同而实异。至于风痱病的证名，见于《诸病源候论·风病诸候》，简称痱。《医方大成》引岐伯所谓中风大法有四，云："一曰偏枯，半身不遂；二曰风痱，于身无痛，四肢不收；三曰风懿者，奄忽不知人也；四曰风痹者，诸痹类风状。此特言其大概，而又有卒然而中者。"黄仕沛教授在《经方亦步亦趋录》中将风痱证归纳理解为："身体不能自收持，指四肢肌张力下降，肌张力降低；冒昧不知痛处，指感觉障碍；口不能言，指语言欠清，吞咽功能障碍；拘急不得转侧，指肌张力增高及伴发神经性疼痛的症状。结合方后述'并治但伏不得卧，咳逆上气，面目浮肿'，指的是重症影响呼吸或伴发肺部感染。"可谓古今参合，直观而便于理解，临证可资参考。

二、方药组成与药证

关于《古今录验》续命汤方证与药证组成，主要由麻黄汤、桂枝汤加减组成，但结合外风学说和方证主要治疗方向，也可视为由麻黄汤、桂枝汤、麻杏甘石汤、四物汤、理中汤加减相合而成。方中诸药在《神农本草经》中的药证则分别为：

麻黄："味苦，温。主中风伤寒头痛，温疟，发表出汗，去邪热气，止咳逆上气，除寒热，破癥坚积聚。"

桂枝："味辛，温。主上气咳逆，结气，喉痹，吐吸，利关节，补中益气，久服通神，轻身，不老。"

杏仁："味甘，温。主咳逆上气，雷鸣，喉痹，下气，产乳，金创，寒心，贲豚。"

石膏："味辛，微寒。主中风寒热，心下逆气，惊喘，口干舌焦不能息，腹中坚痛，除邪鬼，产乳，金疮。"

当归："味甘，温。主咳逆上气，温疟寒热，洗洗在皮肤中，妇人漏下绝子，诸恶疮疡，金创，煮饮之。"

川芎："味辛，温。主中风入脑，头痛，寒痹，筋挛缓急，金疮，妇人血闭无子。"

干姜："味辛，温。主胸满，咳逆上气，温中，止血，出汗，逐风湿痹，肠澼下痢，生者尤良，久服去臭气，通神明。"

人参："味甘，微寒。主补五脏，安精神，定魂魄，止惊悸，除邪气，明目，开心益智，久服轻身延年。"

甘草："味甘，平。主五脏六腑寒热邪气，坚筋骨，长肌肉，倍力，金疮，肿，解毒，久服轻身，延年。"

其中麻黄、桂枝、杏仁、甘草，含麻黄汤之意，重在发汗开表，但麻、桂用量相等，又有石膏监制，发汗之力较麻黄汤原方为缓。符合方后注所云："温服一升，当小汗，薄覆脊，凭几坐，汗出则愈。"

桂枝、甘草，含桂枝汤和桂枝甘草汤之意，除温通经脉外，尚能补津虚、和营阴，同时防止麻黄过汗，损及心阳之弊。如《伤寒论》64条即有："发汗过多，其人叉手自冒心，心下悸，欲得按者，桂枝甘草汤主之。"

麻黄、杏仁、甘草、石膏，含麻杏甘石汤之意，解表清里，表里同解。石膏辛凉，功能清热解凝，一可监制麻、桂辛燥发汗之性；二则中风、风痱证患者，多有痰浊痹阻神机或便秘之见症，石膏、杏仁相合，可清热化痰，降气通便。

当归、川芎，含四物汤之意，养血活血，补虚扶正。

人参、甘草、干姜，含理中汤之意，温中阳，益胃气，健四肢。

诸方相合，则表里、气血、阴阳、寒热、虚实、营卫和调，风、寒、痰、热、瘀兼及，内外、上下、升降有序。

三、续命汤类方

从仲景至隋唐时期，《古今录验》续命汤一直作为古代治疗中风病及风痱证的专方。而以"续命"定名的方剂多达20余首，如大续命汤、小续命汤、西州续命汤、大续命散、续命煮散等。后世又把纯用温药者，称为热续命；加入寒凉药者，称为寒续命。毛进军先生在《思考经方》一书中从病因病机、功效等方面，对续命类方多有详尽和深刻的阐述。参照毛进军先生有关续命类方核心药物组成的分类，笔者将其概括为以下五个方面：

1. 辛散开表温通、透邪外达类药物：如麻黄、桂枝、细辛、附子等。

2. 养血活血类药物：如当归、川芎等。

3. 清热寒凉类药物：如石膏、黄芩等。

4. 温中阳益胃气类药物：如干姜、白术、人参、甘草等。

5. 祛风利湿化痰类药物：如防风、防己、杏仁等。

其中黄芩，《神农本草经》载："味苦，平，主诸热，黄疸，肠澼泄痢，逐水，下血闭，恶疮疽蚀，火疡。"有清热和活血的功用，在续命类方中主要取其清热之功。另从药物组成浅析，笔者认为续命汤类方虽然一直带有以外风立论的标签，更有麻、桂、辛、附等开表温通峻品，多让人生畏，但其组方实则含及钳制风、寒、痰、浊、瘀、虚等诸邪的思路，具有寒热和调、虚实合参、补泻同施、温通透达、祛瘀化浊等兼备的特点，非仅仅单以外风立论。且麻、桂、辛、附等为方中主药，贯穿温通开表、给邪以出路的始终，临床应用当充分结合中医辨证论治的精髓，据机而用，切不可掣肘于现代医学高血压、冠心病等病名，用之可能有升高血压或加快心率之虞而随意增损。

【验案解构】

李某，男，25岁，2015年9月19日初诊。左侧面部偏瘫伴麻木10日。患者平素工作劳累，又经常熬夜。10日前因夜间贪凉未关窗户而受风，次日晨起时出现左侧面部麻痹不适。经某县级医院诊断为"面神经炎"，并经针灸治疗4日无明显缓解，而从异地返回来诊。刻诊：左侧面部麻痹不适，语言轻度不利，眠中流涎，左眼闭合不全，口角、鼻唇沟轻度右偏，鼓腮和微笑时明显，伴乏力，畏风，大便稍硬，2日一行，小便可，纳眠一般，舌红苔薄黄，舌底静脉瘀曲，脉弦缓。

六经辨证思维及诊治

夜间受凉，面部麻痹不适，畏风，脉缓，为太阳病，风寒外袭。

面部麻木，大便稍硬，舌红苔薄黄，舌底静脉瘀曲，脉弦，为阳明病，瘀热阻络。

乏力，流涎，为太阴病，正虚失摄。

四诊合参，共为太阳阳明太阴合病之方，证属正虚邪袭，瘀热阻络。处以《古今录验》续命汤加味：麻黄10g，桂枝10g，生石膏10g，党参10g，当归10g，川芎6g，干姜10g，杏仁10g，炙甘草6g，广地龙10g，黄芪30g，豨莶草30g，7剂，水煎服。外用人工饲养新鲜鳝鱼血涂患处，日2~3次。

药后轻度出汗而愈。多次陪家人来诊，至今两年多未发，也无后遗症。

按：面神经炎属中医"中风""面瘫"范畴。近年来发病年龄有提前之势，年轻患者屡见不鲜。多责之工作劳累，加之不良的生活方式，并有贪凉受风的诱因。但治疗及时与得法，预后多良好。

方中续命汤补虚通络，清热化浊；黄芪益气，加强补虚之力；地龙功善穿透以通络；豨莶草通痹以止麻木。鳝鱼亦擅长钻透，取其新鲜血液外用治疗偏瘫、麻木，为民间经验，确有良效。

五五

大柴胡汤合桂枝茯苓丸证——哮喘案

◆ **方药组成**

柴胡12g，黄芩10g，半夏10g，生姜10g，枳实10g，白芍10g，大枣15g，大黄6g，桂枝9g，桃仁9g，茯苓9g，牡丹皮9g。

◆ **用法**

水煎温服。

◆ **运用要点**

证属气机逆乱，瘀血阻肺。症见胸胁苦满，呼吸困难，喘促，喉中有痰，色黄，黏稠难咳，心下急，烦躁易怒，口苦咽干，大便干燥，舌红，苔黄，舌体瘀暗，或见瘀斑，或舌底静脉瘀曲，脉弦或弦数。临证以胸胁苦满、呼吸困难、心下急、烦躁易怒、口苦咽干、大便干燥、舌体瘀暗为运用眼目。

【 六经方证病位 】

主治气机逆乱、瘀血阻肺之证，结合大柴胡汤、桂枝茯苓丸方证，划归少阳阳明合病之方。

【 方证辨析 】

本方出自《中国百年百名中医临床家丛书·胡希恕》，由大柴胡汤合桂枝茯苓丸组成。方中大柴胡汤疏调气机，清热通腑；桂枝茯苓丸活血化瘀，化气散结。二方合用，共达疏调气机、清热活血之功。

【 临证札记与拾遗 】

运用大柴胡汤合桂枝茯苓丸治哮喘，为经方大家胡希恕先生慧眼独具之法。

一、大柴胡汤治哮喘原理

胡老认为："原有瘀血潜伏于体内，一旦外感或伤食或七情变化，诱使瘀血变化，上犯肝肺而发哮喘。若不驱瘀，则哮喘经久不愈，故凡哮喘，不论寒暑，经年不已者，多属瘀血为患。"此即所谓的"治哮喘不用麻黄，却独崇大柴胡汤"原理所在。临床上，胡希恕先生将其常见方证归纳如下。

1. **大柴胡汤合桂枝茯苓丸方证主证**　胸胁苦满，呼吸困难，心下急，口苦咽干，大便干燥。

2. **大柴胡汤合桃核承气汤方证主证**　上证又见腹胀满，大便难通者。

加减法：以上二方证，若见口干舌燥或烦渴者，均宜加生石膏；若上证复有外感，发热恶寒而无汗者，则宜葛根汤，依证选用大柴胡汤、桂枝茯苓丸，或大柴胡汤合桃核承气汤三方合主之，见咽干烦躁者，亦宜加生石膏；若上证见汗出而喘明显者，则宜麻杏甘石汤，依证选用大柴胡汤合桂枝茯苓丸，或大柴胡汤合桃核承气汤三方合方主之。

二、运用要点及笔者体会

根据胡老总结的柴胡桂枝汤合桂枝茯苓丸、桃核承气汤证特点，其六经辨证属少阳阳明合病。病机总属气机逆乱，瘀血阻肺。但从上述二方证治疗的主证分析，主要以少阳阳明合病为主，而少瘀血之见证。临床上则只需用柴胡类方合承气汤类方，或单用大柴胡汤亦可。因此，笔者认为，在使用大柴胡合用桂枝茯苓丸、桃核承气汤治哮喘时，上述方证尚须具备外，还需详参：

1. 患者体形偏壮实，舌面见瘀点、瘀斑或舌下络脉粗黑，或唇色青黑，但欲漱水不欲咽等挟瘀见证，以及偶见寒热往来或夜间为甚。

2. 此类哮喘多非外感诱发，一年四季亦不因时令节气变化，而有明显轻重之分的特点。

3. 无论是大柴胡汤合用桂枝茯苓丸证，还是大柴胡汤合桃核承气汤证治哮喘时，均具有方证病位在肝、肺为主，证属气机逆乱，瘀血郁阻肺络，同时又均具有大柴胡汤证所主治病症的特点。因此，咳喘的同时，或见胸胁苦满、或腹部膨满、或上腹部硬胀为不可或缺的主证之一，范围从胁肋至腹部。

实际临证中，胡老运用此法治哮喘，流传甚广。但一见哮喘，便不辨体质、方证、药症等运用，则易先入为主，或差之毫厘，谬以千里。

4. 符合此类方证的哮喘，除大柴胡汤合桂枝茯苓丸、桃核承气汤外，笔者多用大柴胡汤合《删补名医方论》之佛手散。但其中当归宜选归尾或全归，而少用归头。归、芎用量上则不依原方，反重用川芎偏走上窍，亦为运用要法。方中归、芎二味为血分主药，药性平和，且祛瘀不伤正，特别对素有严重胃疾的患者，与大柴胡汤合用，方证相应，在治哮喘的功效上亦不遑多让。

三、临证加减法和经验

1. **加甘草法** 大柴胡汤由小柴胡汤去甘草、人参，加味大黄而成，主要原因在邪实去人参，甘草甘缓不利病情而去之。笔者在使用大柴胡汤合用桂枝茯苓丸治哮喘时则多加甘草，一为缓和药性，以防伤正之弊；二是甘草与芍药相合，可缓解支气管平滑肌痉挛，以增强解痉平喘之功。

2. **加桔梗法** 桔梗，《神农本草经》谓其：味辛，微温。主治胸胁痛如刀刺，腹满，肠鸣幽幽，惊恐悸气。"合大柴胡汤中枳实、芍药，有排脓散之意，可增强行气化瘀、散结化痰之功。

3. **虎杖易大黄法** 临证运用大柴胡汤合桂核茯苓丸治哮喘，当大便硬结、腹部胀满不明显时，笔者常用虎杖10g易大黄。虎杖，味微苦，性微寒，归肝、胆、肺经，功能利湿退黄、清热解毒、散瘀止痛、止咳化痰，亦擅活血化瘀之功。

4. **运用宜忌** 大柴胡汤、桂枝茯苓丸、桃核承气汤均为行气、活血、通腑、泄热峻剂，对体质差之人当慎用。而一旦得效，需适时转方。笔者的经验是，此属二方证的哮喘患者，多因喉中有痰，其色黄，黏稠难咳，上下不得而喘满憋闷。因此，一旦痰易咳出，痰色转白，则已非大柴胡汤合桂枝茯苓丸证和大柴胡汤合桃核承气汤证，不可一用到底。而宜用二陈汤、四君子汤、六君子汤合三子养亲汤，或杏旋二陈汤等方收尾。

【验案解构】

刘某，男，50岁，2014年3月22日初诊。素有支气管炎史，戒烟后复吸导致喘促1个月余，加重3日。经西医输液不效而来诊。刻诊：气促，喉中痰鸣，痰色黄，黏稠难出，以夜间为甚，剧时不能平卧，胁肋胀满，伴心烦易怒，口干口苦，纳眠差，大便稍硬，小便黄，舌红，舌下络脉粗黑，苔黄腻，脉弦数。

六经辨证思维及诊治

气促，胁肋胀满，心烦易怒，口干口苦，纳差，脉弦，为少阳病，枢机不利。

喉中痰鸣，痰色黄，黏稠难出，以夜间为甚，剧时不能平卧，大便稍硬，小便黄，舌红，舌下络脉粗黑，苔黄腻，脉数，为阳明病，瘀热阻肺。

四诊合参，共为少阳阳明合病，证属枢机不利，瘀热阻肺。处以大柴胡汤合桂枝茯苓丸加味：柴胡12g，黄芩10g，半夏10g，生姜10g，枳实10g，白芍10g，大枣15g，大黄6g，桂枝9g，桃仁9g，茯苓9g，牡丹皮9g，生石膏45g，桔梗10g，瓜蒌壳10g，4剂，水煎服。

2014年4月2日二诊，药后喘促稍平，便通，口干口苦减，但痰仍难咳出。去大黄，易以虎杖10g，3剂，水煎服。

2014年4月9日三诊，药后喘平，偶有咳嗽，痰色白，质稍黏，转方六君子汤合三子养亲汤，6剂，水煎服。后愈。

按：方中大柴胡汤疏调气机，清热通腑；桂枝茯苓丸活血化瘀，化气散结；桔梗、瓜蒌壳化痰散结，宽利胸膈。

其中，胡希恕先生用石膏，主要用其除热。《神农本草经》谓石膏："微寒。主治中风寒热，心下逆气，惊喘，口干舌焦不能息，腹中坚痛，除邪鬼，产乳，金疮。"胡老将石膏的适应证总结为口舌干燥、红肿热痛、肌腹挛缩坚痛、心烦汗出等。笔者体会，石膏除了解热外，因其质重坠，故善于开结。尤宜于口干口渴为主要见症，伴痰稠难咳，上下不得，胶结不化的哮喘患者。

五六

四逆散证——经行腰痛案

◆ **方药组成**

炙甘草10g，枳实10g，柴胡10g，芍药10g。

◆ **用法**

原方，上四味，各十分，捣筛，白饮和服方寸匕，日三服。咳者，加五味子、干姜各五分，并主下利。悸者，加桂枝五分。小便不利者，加茯苓五分。腹中痛，加附子一枚，炮令坼。泄利下重者，先以水五升，煮薤白三升，煮取三升，去滓，以散三方寸匕，内汤中，煮取一升半，分温再服。现代，水煎温服。

◆ **运用要点**

证属少阴阳郁，阳气失伸。症见四肢逆冷，或烦，或悸，或小便不利，或腹中痛，或泄利下重，舌红，苔黄，脉弦。临证以四肢逆冷、脉弦为运用眼目。

【 六经方证病位 】

主治少阴阳郁，阳气失伸之证，划归少阴病之方。

【 方证辨析 】

本方出自《伤寒论》。方中柴胡宣发郁阳，推陈致新，宣通腠理，使阳气外达；枳实味苦降泄，行气破结，利于阳气布散；芍药苦平，破坚积，开结气，使阳气外布；甘草除五脏六腑寒热邪气，兼能调和诸药。诸药合用，共达宣发郁阳、外布阳气之功。

【 临证札记与拾遗 】

四逆散见于《伤寒论》318条："少阴病，四逆，其人或咳，或悸，或小便不利，或腹中痛，或泄利下重者，四逆散主之。"

一、四逆散与四逆汤

1. 从方名、药物组成和病机看，四逆散与四逆汤都以"四逆"命名，但二者截然不同。四逆散由柴胡、甘草、枳实、芍药组成，主治少阴阳郁轻证，属少阴阳郁；四逆汤由干姜、附子、甘草组成，主治阳气衰微重证，属少阴阳虚。

2. 从症状看，少阴病之"四逆"，指四肢厥逆，手足逆冷，四逆散证与四逆汤证二者皆有。但前者症状较轻，一般不过肘膝，症见手足不温，指头微寒，可伴或咳、或悸、或小便不利、或腹中痛、或泄利下重者等许多或然症；后者则症状较重，常过肘膝，症见四肢逆冷、无热恶寒、身踡而卧、下利清谷、脉微细、但欲寐等。

二、《伤寒论》中见四逆症状的常用方证

1. **四逆汤证**　如《伤寒论》353条："大汗出，热不去，内拘急，四肢疼，又下利厥逆而恶寒者，四逆汤主之。"354条："大汗，若大下利而厥冷者，四逆汤主之。"388条："吐利汗出，发热恶寒，四肢拘急，手足厥冷者，四逆汤主之。"等，证属阳气衰微，四肢失温。

2. **桂枝加附子汤证**　《伤寒论》20条："太阳病，发汗，遂漏不止，其人恶风，小便难，四肢微急，难以屈伸者，桂枝加附子汤主之。"证属过汗亡津，阳虚失温。虽未直接说四肢逆冷，但方证互测，当有四逆见症。

3. **白虎汤证**　《伤寒论》350条："伤寒，脉滑而厥者，里有热，白虎汤主之。"证属热厥，里热郁遏气机，阳气失布。

4. **大承气汤证**　如《伤寒论》320、321、322条中少阴三急下症。证属热厥，是由于热实郁伏于内，清阳不能布散，并与燥屎互结。

5. **吴茱萸汤证**　《伤寒论》309条："少阴病，吐利，手足逆冷，烦躁欲死者，吴茱萸汤主之。"证属肝胃虚寒，阴凝阻遏气机。

6. **瓜蒂散证**　《伤寒论》355条："病人手足厥冷，脉乍紧者，邪结在胸中；心下满而烦，饥不能食者，病在胸中；当须吐之，宜瓜蒂散。"证属痰厥，痰邪郁遏阳气。

7. **当归四逆汤证**　《伤寒论》351条："手足厥寒，脉细欲绝者，当归四逆汤主之。"证属血虚受寒，失于温养。

8. **乌梅丸证**　《伤寒论》338条："伤寒，脉微而厥，至七八日肤冷，其人躁无暂安时者，此为脏厥，非蛔厥也。蛔厥者，其人当吐蛔。今病者静，而复时烦者，此为脏寒。蛔上入其膈，故烦。须臾复止，得食而呕，又烦，烦者，蛔闻食臭出。其人常自吐蛔。蛔厥者，乌梅丸主之。又主久利。"证属蛔虫上扰，气机不利，上热下寒。

9. **四逆散证**　《伤寒论》318条："少阴病，四逆，其人或咳，或悸，

或小便不利，或腹中痛，或泄利下重者，四逆散主之。"证属少阴阳郁，阳气失伸。

10. 茯苓甘草汤证 《伤寒论》356条："伤寒厥而心下悸，宜先治水，当服茯苓甘草汤，却治其厥。不尔，水渍入胃，必作利也。"证属水厥，为素体阳虚或饮水过多，阳不化气，阳气郁遏不能达于四末。

11. 麻黄升麻汤证 《伤寒论》条357条："伤寒六七日，大下后，寸脉沉而迟，手足厥逆，下部脉不至，喉咽不利，唾脓血，泄利不止者，为难治，麻黄升麻汤主之。"证属上热下寒，既有邪热内郁，阻遏阳气，又有阳虚，肢体失于温煦的复杂病机。

临床上，除了阳气衰微可以出现四肢逆冷外，风、寒、湿、水、饮、痰、瘀等诸邪阻碍气机，内郁阳气，使阳气不能外达四末时，皆可出现四肢逆冷的症状，而不唯阳虚一途。

三、四逆散归属

四逆散证的方药组成简单，《伤寒论》中的条文主证陈述简略。与典型少阴病对比，无论是在用药上，还是在主证上，均相距甚远，是以对其条文与方证归属，一直争议不断。正确认识四逆散证，当结合以下方面：

1. 四逆散药证 四逆散药仅四味，由柴胡、甘草、枳实、芍药组成，在《神农本草经》中的药证分别为：

柴胡："味苦，平，主心腹，去肠胃中结气，饮食积聚，寒热邪气，推陈致新，久服轻身，明目，益精。"

甘草："味甘，平，主五脏六腑寒热邪气，坚筋骨，长肌肉，倍力，金疮，肿，解毒。久服轻身，延年。"

枳实："味苦，寒。主大风在皮肤中，如麻豆苦痒，除寒热，热结，止痢，长肌肉，利五脏，益气，轻身。"

芍药："味苦，平。主邪气腹痛，除血痹，破坚积，寒热，疝瘕，止痛，利小便，益气。"

根据药证，柴胡主宣发郁阳，推陈致新，宣通腠理，使阳气外达；枳实味苦降泄，行气破结，利于阳气布散；芍药苦平，破坚积，开结气，使阳气外布；甘草除五脏六腑寒热邪气，兼能调和诸药。全方意在宣发郁阳，使阳气外达，符合少阴阳郁，阳气失伸之特点。

2. 方后注加减法

（1）咳者，加五味子、干姜法：《神农本草经》谓五味子："味酸，温。主益气，咳逆上气，劳伤羸瘦，补不足，强阴，益男子精。"《神农本草经》谓干姜则有："味辛，温。主胸满，咳逆上气，温中，止血，出汗，逐风湿痹，肠澼下痢，生者尤良，久服去臭气，通神明。"二药皆性温，具有温肺之功，主治肺寒之证。

（2）悸者，加桂枝法：《神农本草经》谓桂枝："味辛，温。主上气咳逆，结气，喉痹，吐吸，利关节，补中益气，久服通神，轻身，不老。"桂枝性温，功能补虚通阳，意在通阳利水以定悸。

（3）小便不利，加茯苓法：《神农本草经》谓茯苓："味甘，平。主胸胁逆气，忧恚，惊邪，恐悸，心下结痛，寒热，烦满，咳逆，口焦舌干，利小便，久服安魂魄养神，不饥，延年。"茯苓性平，具利水渗湿之功，意在除停饮。

（4）腹中痛，加附子法：《神农本草经》谓附子："味辛，温。主风寒咳逆，邪气，温中，金创，破癥坚积聚，血瘕，寒湿踒躄，拘挛，膝痛不能行走。"附子性温，温阳散寒，破坚消积，意在温阳化湿，散寒止痛。

（5）泄利下重，加薤白法：《神农本草经》谓薤白："味辛，温。主金创，创败，轻身，不饥，耐老。"《名医别录》载："味苦，无毒。归骨，菜芝也。除寒热，去水气，温中，散结，利病人，诸疮中风寒水肿以涂之。"薤白性温，功能通阳、散结、利水，意在通阳行水。

综合方后注所加5药，主治与寒、湿、水、饮等阴凝，郁滞阳气有关，功能通阳、行气、散结、利水而有利于阳气外达。既符合少阴阳郁、阳气失伸的特点，也符合仲景时代对方药的认识和理解。反之，若以所谓的少阳气郁和后世的药证来理解四逆散，则与《伤寒论》原意相悖。

【验案解构】

杨某，女，21岁，2017年8月23日初诊。每于行经期出现腰痛2年余，经人介绍来诊。刻诊：行经第一天，月经量少，色黑，有血块，伴腰痛，手足冷，烦躁易怒，纳眠一般，二便尚可，舌红，舌体两侧瘀暗，苔薄黄，脉弦细。

六经辨证思维及诊治

月经色黑，有血块，舌体两侧瘀暗，为阳明病，气滞血瘀。

手足冷，烦躁易怒，腰痛，舌红，苔薄黄，脉弦细，为少阴阳郁，冲任不足。

四诊合参，共为阳明少阴合病证，属少阴阳郁，冲任不足，气滞血瘀。处以四逆散加味：柴胡10g，炙甘草10g，枳实10g，芍药10g，菟丝子15g，续断15g，丝瓜络10g，蒲黄10g（包煎），7剂，水煎服。

2017年9月13日二诊，药后痛减，要求巩固和调整经量，加当归10g，继拟10剂，腰痛平，月经量增加。

按：四逆散疏调气机，缓急止痛；菟丝子、续断培补冲任；丝瓜络理气通络；蒲黄活血不留瘀，祛瘀不伤正，止痛通经。

五七

逍遥散证——男性乳腺增生案

◆ **方药组成**

柴胡9g，当归12g，白芍12g，白术12g，茯苓12g，炙甘草6g，煨姜6g，薄荷2g（后下）。

◆ **用法**

现代，水煎温服。

◆ **运用要点**

证属肝郁、血虚、脾虚。

症见两胁疼痛，头痛目眩，口燥咽干，神疲食少，或见往来寒热，或月经不调，乳房胀痛，舌淡红，苔薄白，脉弦细。临证以两胁疼痛、头痛目眩、神疲食少、舌淡红、苔薄白、脉弦细或脉弦而虚为运用眼目。

【 六经方证病位 】

主治肝郁、血虚、脾虚之证，既有气机不调，又有血虚，划归少阳太阴合病之方。

【 方证辨析 】

本方出自《太平惠民和剂局方》，由四逆散与当归芍药散加减变化而来。方中当归、白芍养血柔肝，补虚和营，既补肝体，又和肝，体用并治；柴胡主入肝胆经，疏肝解郁，以条达肝木之性；白术、茯苓健脾燥湿，培补脾胃，以促健运，则生化有源；煨姜健胃和中；薄荷轻清，助柴胡条达肝气；甘草益气调和诸药，并合芍药缓急止痛。诸药合用，使肝郁得解，血虚得养，脾虚得健，共达疏肝解郁、柔肝理脾、养血补血之功。

【 临证札记与拾遗 】

逍遥散见于《太平惠民和剂局方》："治血虚劳倦，五心烦热，肢体疼痛，头目昏重，心忪颊赤，口燥咽干，发热盗汗，减食嗜卧，及血热相搏，月水不调，脐腹胀痛，寒热如疟。又疗室女血弱阴虚，荣卫不和，痰嗽潮热，肌体羸瘦，渐成骨蒸。"

一、方中主药

有关逍遥散中主药，历代多有柴胡为君药或以当归为主药之争。

1. **柴胡、当归药证** 柴胡，《神农本草经》谓："味苦，平，主心腹，去肠胃中结气，饮食积聚，寒热邪气，推陈致新，久服轻身，明目，益精。"《名医别录》载："微寒，无毒。主除伤寒，心下烦热，诸痰热结实，胸中邪逆，五脏间游气，大肠停积水胀，及湿痹拘挛，亦可作浴汤。"

当归，《神农本草经》谓："味甘，温。主咳逆上气，温疟寒热，洗洗在皮肤中，妇人漏下绝子，诸恶疮疡，金创。"《名医别录》载：味辛，无毒。主温中止痛，除客血内塞，中风痉，汗不出，湿痹，中恶，客气虚冷，补五脏，生肌肉。"

结合历代本草，柴胡性味苦、平，主入肝、胆经，功能发表、退热、疏肝、解郁、升阳；当归性味甘、辛、温，主入肝、心、脾经，功能补血活血、调经止痛、润肠通便。

2. 结合《太平惠民和剂局方》原文　从原文分析，逍遥散主治之证为血虚劳倦，并在血虚劳倦的情况下，日久肝体失养，木失条达，也会产生两胁疼痛、头痛目眩、月经失调、乳胀脉弦等一系列肝病见症，但其本质为血虚所致，非常见的肝气郁结之证。临床治疗当以补血养血为主，疏肝解郁为辅。反之，若纯用性味辛燥走窜的疏肝解郁之方，则会进一步破气伤阴。而从柴胡的药证看，柴胡虽有疏肝解郁之功，但又具有一定的升散之性，极易耗气。同时，不仅柴胡，包括方中的薄荷，二药若重用，则功擅发散解表，轻用则长于疏肝解郁。因此从药物剂量上看，逍遥散也应以补血养血的当归为君药，而轻用疏肝解郁的柴胡为辅，药证方才相合。

二、逍遥散组方分析

逍遥散主治肝郁、血虚、脾虚之证，全方可视作由《伤寒论》中四逆散与《金匮要略》中当归芍药散加减变化而来。

四逆散去枳实：枳实，《神农本草经》谓："味苦，寒。主治大风在皮肤中，如麻豆苦痒，除寒热，热结，止痢，长肌肉，利五脏，益气，轻身。"其性味苦、寒，破气消积之力强，不利于血虚劳倦之证。

当归芍散去泽泻、川芎：淡渗太过，有碍脾气，又无血瘀之症，故分别减去一味气药，一味血药。

芍药甘草汤：功能柔肝缓急，尤宜肝阴不足，筋脉失养，肢体、腹中拘急之症。为临床解痉缓急之基础祖方。

薄荷：味辛，性凉，主入肺、肝经，功能疏散风热，清利头目，利咽透疹，疏肝行气。恐柴胡升散太过，取其气轻清，助柴胡疏肝理气，常用量为2～3g，宜后下。重用则发散之力著，久煎则有效成分易挥发而无功。

煨姜：少少用之，取其健胃和中之效。

三、方中煨姜

临床用姜，有生姜、干姜、炮姜、煨姜、姜炭、姜皮等之分。《神农本草经》中未录生姜，仅于干姜条言"生者尤良"。

生姜：味辛，性微温，主入肺、胃、经。功能解表散寒，温中止呕，温肺止咳，解毒。其性走而不守，长于解表、止呕、解毒。为呕家之圣药。

干姜：味辛，性热，主入脾、胃、肾、心、肺经。功能温中散寒，回阳通脉，温肺化饮。其性守而不走，长于温中散寒，回阳救逆。

炮姜：味辛，性热，主入脾、胃、肾经。功能温经止血，温中散寒。其性能守能走，长于温中散寒。

姜炭：味苦、涩，性温，主入肝、脾经，功能温经止血，温脾止泻。其辛味消失，守而不走，长于止血温经，其温经作用弱于炮姜，固涩止血作用强于炮姜。

姜皮：味辛，性寒，主入脾、肺经，功能利水消肿，止汗。《医林纂要·药性》云："姜皮辛寒，凡皮，多反本性，故寒。以皮达皮，辛则能行，故治水浮肿，去皮肤之风热。姜发汗，则姜皮止汗，且微寒也。"

其中将姜科植物姜洗净，鲜用，用草纸包裹，放在清水中浸湿，直接放在火中煨，待草纸焦黑，姜熟为度；或直接放火中烤熟，即为煨姜。其性味辛温，功能和中止呕、止泻，长于和中、止泻。逍遥散中用煨姜，主要用于和中以健胃。

【 验案解构 】

杨某，男，34岁，2015年11月24日初诊。乳房反复疼痛1年余，曾经某三甲医院诊断为"男性乳腺增生"，并行左侧增生局部切除术及服用乳癖消片、柴胡疏肝散颗粒，仍不时反复发作，经人介绍来诊。刻诊：乳房疼痛，以右侧为主，情绪急躁时尤为明显。面部黑色蝶斑遍布，伴乏力，胸胁痛，喜叹息，纳眠差，二便一般，舌红，苔薄白，脉弦细无力。体格检查见右侧乳房皮下有2cm×1cm大小硬结，触痛。

六经辨证思维及诊治

乳房疼痛，以右侧为主，情绪急躁时尤为明显。胸胁痛，喜叹息，纳差，苔薄白，脉弦，为少阳病，枢机不利。

面部黑色蝶斑遍布，乏力，脉细无力，为太阴病，血虚失养。

四诊合参，共为少阳太阴合病，证属肝郁血虚。处以逍遥散加减：当归15g，白芍15g，柴胡9g，白术12g，茯苓12g，炙甘草6g，生姜4.5g，薄荷2g（后下），皂角刺10g，浙贝母10g，绿萼梅6g，墨旱莲30g，10剂，水煎服。自制祛斑美白散，用蜂蜜调和，外敷面部，2日一次。

2015年12月21日二诊，药后乳房疼痛减轻，纳食开。去生姜，加生麦芽15g，继拟10剂。之后又复诊3次，前后共服药45剂。乳痛止，结块消失，面部蝶斑亦明显改善。

按：逍遥散调肝疏肝，健脾补血；浙贝母、皂角刺化痰消痈，为核证、结块等常用对药；绿萼梅疏肝和胃；墨旱莲凉血滋肾，调补冲任，凉血而不伤正，凉中又有清补冲任之力。

五八

六和汤证——面部扁平疣案

◆ 方药组成

　　党参10g，白术10g，茯苓10g，甘草4.5g，藿香9g，砂仁4g，杏仁6g，半夏12g，厚朴12g，木瓜10g。

◆ 用法

　　水煎温服。

◆ 运用要点

　　证属中焦湿滞，升降失常。

　　症见呕吐腹泻，寒热交作，倦怠嗜卧，胸膈痞满，或夏月饮食不和，六腑失调，致霍乱转筋，舌淡，苔白滑，脉濡等。临证以呕吐腹泻、倦怠嗜卧、胸膈痞满、舌淡、苔白滑为运用眼目。

【六经方证病位】

主治中焦湿邪阻滞之证，划归太阴病之方。

【方证辨析】

本方出自《医方考》，由四君子汤加味而成。方中四君子汤合扁豆益气健脾，以绝生湿之源；藿香、砂仁芳香醒脾，化湿利浊；厚朴、半夏辛开苦降，行气化滞，燥湿运脾；木瓜、茯苓和胃化湿，且木瓜入肝经，舒筋缓急，以治转筋，及寓"土中泻木"之意；妙用杏仁开宣肺气，启水之上源，通调水道。诸药合用，共达和中化湿、升清降浊之功。

【临证札记与拾遗】

六和汤见于《医方考》："夏月病人霍乱转筋，呕吐泄泻，寒热交作，倦怠嗜卧；伏暑烦闷，小便赤涩，或利或渴；中酒，胎产，皆可服之。"

一、方名由来

六和汤以"六和"命名，为调和六腑之意。如吴鹤皋在《医方考》中云："六和者，和六腑也。脾胃者，六腑之总司，故凡六腑不和之病；先于脾胃而调之。此知务之医也。"

二、处方立意

六和汤由11味药组成，主治病位虽在中焦，但上、中、下三焦通调，湿、浊、水、饮兼宜，其处方立意主要体现在：

1. 芳香化浊，开胃醒脾：药用藿香、砂仁。
2. 辛开苦降，行气化湿：药用半夏、厚朴。
3. 淡渗利湿、和胃化浊：药用茯苓、木瓜。
4. 补虚扶正，健脾益气：药用四君子汤合白扁豆。
5. 开宣肺气，通调水道：药用杏仁。

其中主以杏仁、四君子汤合白扁豆、茯苓分走上、中、下三焦，并以补虚扶正、健脾益气以绝生湿之源为方之重点，则三焦通调，升清降浊，使湿邪从三焦而化。诚如《医方考》云："香能开胃窍，故用藿、砂；辛能散逆气，故用半、杏；淡能利湿热，故用茯、瓜；甘能调脾胃，故用扁、术；补可以去弱，故用参、草；苦可以下气，故用厚朴。夫开胃散逆则呕吐除，利湿调脾则二便治，补虚去弱则胃气复而诸疾平。盖脾胃一治，则水精四布，五经并行，虽百骸九窍皆太平矣，况于六腑乎？"

三、方证要点与忌宜

六和汤证以呕吐腹泻、倦怠嗜卧、胸膈痞满、舌苔白滑为主证，同时可伴有气短乏力、口淡无味、不思饮食、身体困重、便溏或轻泻，或带下淋漓不尽，而泻下物无秽味等症。方证本为湿从寒化而设，若湿从热化，热重于浊时，则不宜使用本方。

【验案解构】

赵某，女，31岁，2011年10月19日初诊。额面部扁平疣3年余，中西医多方治疗不效，经人介绍来诊。刻诊：面部散在近十个扁平丘疹，色淡，突出于皮肤表面，表面光滑，呈椭圆状，以额部多发，倦怠嗜卧，乏力，胸膈痞满，纳食稍差，大便溏，小便色白，舌体胖大，边有齿痕，舌苔白滑，脉濡。

六经辨证思维及诊治

倦怠嗜卧，乏力，胸膈痞满，纳食稍差，大便溏，小便色白，舌体胖大，边有齿痕，舌苔白滑，脉濡，四诊合参，辨为太阴病，证属脾气亏虚，湿滞不化，郁于肌肤。处以六和汤加味：党参10g，白术10g，茯苓10g，甘草4.5g，藿香9g，砂仁4g，杏仁6g，半夏12g，厚朴12g，木瓜10g，薏苡仁30g，荆芥穗6g，6剂。

2011年12月8日二诊，药后倦怠嗜卧、乏力等诸症改善，疣体部分脱落，继拟10剂而愈。

按：方中六和汤和中化湿，升清降浊；荆芥穗引药上行，并可畅气化湿；薏苡仁，《名医别录》载："无毒，主除筋骨邪气不仁，利肠胃，消水肿，令人能食。"主治水肿、脚气、小便不利、脾虚泄泻、湿痹拘挛、肺痈、肠痈、赘疣、癌肿等证，久用无伤正之弊。日本汉方擅用薏苡仁治疗各种疣。据报道，青年性扁平疣，用薏苡仁治愈率可达70%；寻常疣，治愈率达40%；老年性疣、血疣、黑痣、菜花状疣、水疣用薏苡仁无效，乳幼儿水疣用五苓散。笔者体会，单味薏苡仁治疣确有效果，但用量需大，最少30g起量，可用至100g，且需长时间服用方能建功。

五九

麻黄升麻汤证——上热下寒案

◆ **方药组成**

麻黄8g，升麻4g，当归4g，知母3g，黄芩3g，葳蕤3g，芍药3g，天冬3g，桂枝3g，茯苓3g，炙甘草3g，石膏4g，白术3g，干姜3g。

◆ **用法**

原方，上十四味，以水一斗，先煮麻黄一两沸，去沫，内诸药，煮取三升，去滓，分温三服。相去如炊三斗米顷令尽，汗出愈。现代，水煎温服。

◆ **运用要点**

证属正虚邪陷，阳郁失伸，上热下寒。症见手足厥逆，喉咽不利，唾脓血，泄利不止，舌红，苔白或微黄厚腻，寸脉沉迟，下部脉不至等，临证以喉咽不利、唾脓血、泄利不止、寸脉沉迟、下部脉不至为运用眼目。

【 六经方证病位 】

主治伤寒日久，表郁不解，内陷中焦，肺胃俱热，脾虚寒泄利并见之证，划归太阳阳明太阴合病，合为厥阴病之方。

【 方证辨析 】

本方出自《伤寒论》，可视作由麻黄汤、桂枝汤、越婢汤、苓桂术甘汤、理中汤、黄芩汤、白虎汤、当归四逆汤、升麻鳖甲汤、当归散等多个方剂加减整合而成。方中麻黄性味辛温，辛散表邪；升麻升散，解毒兼举陷，麻、升相合，发越内陷之邪，使郁阳得伸，邪从里出表；石膏、知母为白虎汤核心药物，伍黄芩、葳蕤、天冬，清润滋阴，以除上热；当归、芍药活血养血，和调营阴，监制麻黄、升麻，以防发越升散太过；理中汤去人参，加桂枝、茯苓温阳健脾，以除中寒。诸药合用，共达发越郁阳、和调寒热之功。

【 临证札记与拾遗 】

麻黄升麻汤见于《伤寒论》357条："伤寒六七日，大下后，寸脉沉而迟，手足厥逆，下部脉不至，喉咽不利，唾脓血，泄利不止，为难治，麻黄升黄汤主之。"属伤寒日久不解，又经大下，以致表郁不解，内陷中焦，形成肺胃热、脾虚寒，上热下寒之证。

一、焦点简析

纵观《伤寒论》113方，用药仅90余味，仲景常规处方平均5~7味，多不过12味。而麻黄升麻汤用药达14味之多，在《伤寒论》方中，属一首争议较大、组成特殊、病因病机复杂的处方。

1. **方证和条文之争**　历代医家对麻黄升麻汤的方证争议一直不绝。成无己《注解伤寒论》谓："伤寒六七日，邪传厥阴之时，大下之后，下焦气虚，阳气内陷，寸脉迟而手足厥逆，下部脉不至。厥阴之脉，贯膈，上注肺，循喉咙。在厥阴随经射肺，因亡津液，遂成肺痿，咽喉不利，而唾脓血也。《金匮要略》曰：'肺痿之病，从何得之……被快药下利，重亡津液，故得之。'若泄利不止者，为里气大虚，故云难治，与麻黄升麻汤，以调肝肺之气。"其余喻嘉言、沈目南、汪苓友、高学山等人围绕方证、病机等多有阐释。而柯韵伯所著《伤寒来苏集》云："六经方中，有不出于仲景者，合于仲景，则亦仲景而已矣。此方大谬者也……"丹波元简《伤寒论缉文》说："此条方证不对，注家皆以阴阳错杂之证，回护调停为之诠释，而柯氏断言为非仲景真方，可谓中古卓见矣。"又认为非仲景之方。但与《伤寒论》成书年代较近的《金匮玉函经》、唐·孙思邈《千金翼方》均载此方。王焘《外台秘要》第一卷不仅载方，还引《小品方》注云："此仲景《伤寒论》方。"

2. **药物及方剂组成**　本方含麻黄、升麻、当归、知母、黄芩、葳蕤、石膏、白术、干姜、芍药、天冬、桂枝、茯苓、甘草等药，为合方组成。大体可视作由麻黄汤、桂枝汤、越婢汤、苓桂术甘汤、理中汤、黄芩汤、白虎汤、当归四逆汤、升麻鳖甲汤、当归散等多个方剂加减整合而成。其中麻、桂、草三药含麻黄汤方意；麻、膏、草含越婢汤之意；桂、芍、草含桂枝汤之意；苓、桂、术、草含苓桂术甘汤之意；石膏、知母含白虎汤之意；归、芍、草含当归四逆汤之意；芩、芍、草含黄芩汤之意；升、归含升麻鳖甲汤之意；归、芍、芩、术含当归散之意。药物组成则分四组：

（1）麻黄、升麻，宣发升散相合。

（2）石膏、知母、黄芩、玉竹、天冬，清润相合。

（3）当归、芍药，活血补血相合。

（4）干姜、白术、茯苓、甘草、桂枝，温阳健脾相合。

诸药合用，从而宣、升、补、温、清、润等诸法兼具，升降宣发有度，解毒和营适宜，苦寒润燥相因，上下虚实同调，共达发越郁阳、清上温下、扶正祛邪之功。

3. **病因病机** 伤寒日久不解，又经大下，以致表郁不解，内陷中焦，形成肺胃热、脾虚寒，上热下寒之证。其中手足厥逆、寸脉沉而迟、下部脉不至，颇似阴盛阳虚，但又有喉咽不利、唾脓血之郁热之证；而在治疗，诚如刘渡舟教授所言，此为"肺热脾寒，治热则碍寒，治寒则碍热；泄实则碍虚，补虚则碍实"，病因病机属虚实并见，寒热缠杂，上下难顾，可谓错综复杂，故曰难治。

二、药多量小之因

麻黄升麻汤组成药味虽多，但用量皆较轻，粗看有病重而药轻之嫌。实际上，本方主治之证，仲景在条文中即已明言"为难治"，并且方用小量，一为病情太过复杂，有亦步亦趋、试探用药之意；二为虚实并见，且二者皆为急迫之症，补不宜急，清不宜峻，故用小量。

三、服法特点

本方以麻黄为君，用量至二两半，为诸药之首，方后注又有："相去如炊三斗米顷令尽，汗出愈。"与一般日二服或三服，以及夜三昼一、夜三昼二等常规服法不同，意在短时间内将三服药全部服完，以期药力持续，使内陷之邪从汗而解。综合而言，本证虽有表邪，但以正虚为本，又用汗法，且麻黄用量大于桂枝，二药相须而用，则发汗之力倍增，尚有升麻升散之助，是否有过汗伤正甚至亡阳之虞呢？对此，仲景配以少量石膏，辛温发汗与辛凉清解之法并用，又配当归、芍药养血和营，深合阴阳同调之法。

四、升麻药证

有关方中升麻，《神农本草经》谓其："味甘，平。解百毒，杀百精老物殃鬼，辟温疫瘴气邪气蛊毒，久服不夭。"《名医别录》载："味苦，微寒，无毒。主解毒入口皆吐出，中恶腹痛，时气毒疠，头痛寒热。风肿诸毒，喉痛口疮，久服轻身长年。"仲景用升麻，主要见于麻黄升麻汤、升麻鳖甲汤两方，其功用集中在解毒、利喉咽上。而麻黄升麻汤证中尚有脾寒而泄利不止之症，用升麻，尚有升阳举陷之功。近年来，麻黄升麻汤证广泛应于临床各科疾病，报道所见升麻用量远超原方剂量，并大于麻黄用量，可谓远失仲景本意。笔者认为，方中升麻宜轻用，一则达升散、解毒、利咽之功；一则达升阳举陷之功，且量宜少于君药麻黄。否则，用量过大，虽解毒、利咽之力著，但有碍升散、举陷之功。

五、天冬去心

有关方中天冬，方后注有"去心"。实际上，不仅天冬，其他像麦冬、远志等，古法也有去心的要求。如麦冬，《本草纲目》云："麦门冬，凡入汤药，以滚水润湿，少许，抽去心。或以瓦焙软，乘热去心。"陶弘景则一语道出麦冬去心的原因："（麦门冬）以肥大者为好，用之汤泽，抽去心，不尔，令人烦。"

天冬去心的方法，是在新鲜的时候，搓揉后去除芯茎，并晾干或在烤箱烘焙。否则干的天冬去心比较难。但也可以用水先将天冬闷浸润湿后搓揉而去之。近年来用天冬基本多不去心。要求去心者，实则是古人按比类取象的原理认识而得，通常认为含心者，清心之力强或使人烦。但去不去心，影响不大，更少见让人心烦的情况。

六、方根与泄利引申

根据麻黄升麻汤的四组核心药组成分析，其中的茯苓、桂枝、白术、甘草、干姜五味药，既可看作是理中汤去人参，加桂枝、茯苓，又可看作是苓桂术甘汤加干姜组成。对此，笔者认为条文中"泄利不止"，除属脾虚寒本证外，亦可移治于小便不利之症。曾治一素体俗称易"上火"，而一用寒凉之药则胃痛不适，且小便淋漓不尽的前列腺患者，将"小便淋漓不尽"视作泄利不止的另一表现形式，处以麻黄升麻汤而获意外良效。

七、方证常见情况

类似《伤寒论》中载述的典型的麻黄升麻汤证，临床并不多见。近年来，随着饮食、工作、生活习惯等的重大改变，现代人过食肥甘厚腻，又久卧少动，且社会聚餐密集，各种手术、输血等频繁普遍，滋生了许多糖尿病、乙型肝炎等患者。当本病常年不愈，而又逢外邪侵袭时，多见麻黄升麻汤证。据证而用，疗效异常显著。

【 验案解构 】

施某，男，61岁。2011年8月13日就诊。素有乙型肝炎病史，咳嗽，咽痛、下利3日。患者3日前夜间感寒后出现身疼、咽痛，自服快克、黄连上清丸，症状无明显缓解，且出现腹痛腹泻。因惧西药加重肝脏损伤而来诊。刻诊：咳嗽，痰稠难咳出，咽喉痛，有如刀割，腹痛腹泻，泻下清稀便，日3次，伴手足四末冷，畏寒，身痛，纳差，小便黄，舌红，苔白薄腻，脉右寸沉，余部弦细。查咽部充血，多处淋巴滤泡增生。

六经辨证思维及诊治

咳嗽，痰稠难咳出，手足四末冷，畏寒，身痛，脉右寸沉，为太阳病，风寒外袭，表邪内陷。

咽喉痛，有如刀割，小便黄，舌红。查咽部充血，多处淋巴滤泡增生，为阳明病，郁热上犯。

腹痛腹泻，泻下清稀便，苔白薄腻，脉关尺部弦细，为太阴病，中阳虚寒。

四诊合参，共为太阳阳明太阴合病，证属太阳表邪内陷，郁而化热，太阴里虚。处以麻黄升麻汤加味：麻黄6g，升麻4g，当归4g，知母3g，黄芩3g，葳蕤3g，芍药3g，天冬3g，桂枝3g，茯苓3g，炙甘草3g，石膏4g，白术3g，干姜3g，射干6g，苏叶6g，3剂，水煎服。

2011年8月18日二诊，诸症悉平，唯纳食差，轻度乏力。处以柴芍六君子汤6剂而安。

按：方中麻黄升麻汤发越郁阳，清上温下，温中止泻。加味射干利咽，苏叶畅气化湿、散寒宽胸。

六〇

竹叶石膏汤证——类风湿关节炎案

◆ **方药组成**

竹叶10g，麦冬45g，半夏12g，生石膏45g，西洋参15g，粳米15g，炙甘草6g。

◆ **用法**

原方，上七味，以水一斗，煮取六升，去滓，纳粳米，煮米熟汤成，去米，温服一升，日三服。

◆ **运用要点**

证属热病后余热未清，气津两虚，胃气失和。症见发热，乏力少气，心烦不安，不思饮食，恶心欲吐，或咽干唇燥，烦热口渴，或咽痛，咳嗽，口舌溃烂，舌红少苔或无苔，脉细数无力。临证以乏力少气、不思饮食、恶心欲吐、烦热口渴、舌红少苔或无苔、脉细数无力为运用眼目。

【 六经方证病位 】

主治余热未清，气津两虚，胃气失和之证，划归阳明太阴合病之方。

【 方证辨析 】

本方出自《伤寒论》，为白虎汤去知母加味而成。方中竹叶、石膏清热；西洋参、麦冬补气养阴；半夏和胃降逆，并可监制麦冬滋腻之性；甘草、粳米补气养胃。诸药合用，清热不伤胃，补虚不滞邪。共达养阴清热、和胃降逆之功。

【 临证札记与拾遗 】

竹叶石膏汤见于《伤寒论》397条 "伤寒解后，虚羸少气，气逆欲吐，竹叶石膏汤主之。"

一、方证主治特点

大凡热病初愈之际，往往多在气津两伤的同时，兼有余热未清，胃纳不开。若纯用清热之法，势必重伤胃气，而单用补虚之法，又有留邪之弊。而若食补，又因病患胃纳不开而无效。在这种情况下，唯有清热补虚、和胃降逆并行。裴永清教授在《伤寒论临床应用五十论》中认为仲景将竹叶石膏汤证写在六经病篇最后一条，是大有深意的。诚然，不唯热性病，特别是对许多慢性病而言，一旦治疗取效，所谓的转方 "收尾" 也相当重要，仲圣的竹叶石膏汤证不失为示人规矩的经典范例。

二、麦冬药证

有关方中麦冬,《神农本草经》谓其:"味甘,平。主治心腹结气,伤中,伤饱,胃络脉绝,羸瘦,短气,久服轻身,不老,不饥。"《名医别录》载:"微寒,无毒。主治身重目黄,心下支满。虚劳客热,口干燥渴,止呕吐,愈痿蹷,强阴,益精,消谷调中,保神,定肺气,安五脏,令人肥健,美颜色。"主治羸瘦、短气,并有止呕逆、定肺气、清虚热之功。方后注"去心",《本草纲目》云:"麦门冬,凡入汤药,以滚水润湿,少许,抽去心。或以瓦焙软,乘热去心。"陶弘景则一语道出麦冬去心的原因:"(麦门冬)以肥大者为好,用之汤泽,抽去心,不尔,令人烦。"为古人比类取象而得,现代多不去心,亦无使人心烦之弊。原方中麦冬用量至一升,笔者多用45~70g,量少则效差。

三、粳米药证

有关方中粳米,《神农本草经》未见收载。《名医别录》谓其:"味甘苦,平,无毒。主益气,止烦,止泄。"粳米是大米中的一种,但《伤寒论》中所用的粳米,为生长在旱地中的稻子成熟后加工而得,非来源于生在水田中的稻子。因为通俗认为水稻长在水中不怕水,有利水的作用,会有一定的伤阴之弊,因此在白虎汤、竹叶石膏汤、白虎加人参汤、桃花汤、白虎加桂枝汤、麦门冬汤、附子粳米汤、桃花汤中均不宜用水稻米。但生长在旱地的稻米今已少见,临床可仿张锡纯《医学衷中参西录》"通变白虎加人参汤"用生山药代替粳米,也可以用山药20~30g代粳米,以行护胃健脾之功,方便简捷,亦不影响疗效。

四、人参药证

有关方中人参，《神农本草经》谓其："味甘，微寒。主补五脏，安精神，定魂魄，止惊悸，除邪气，明目，开心益智，久服轻身延年，一名人衔，一名鬼盖。生上党山谷。"仲景时代所用的人参产自古代上党地区，药性纯和，现在已近乎绝种，临床多以党参代用。又《本草从新》中谓："按古本草云：参须上党者佳。今真党参久已难得，肆中所卖党参，种类甚多，皆不堪用。唯防风党参，性味和平足贵。根有狮子盘头者真，硬纹者伪也。"文中说的"真党参"系指产于山西省上党地区，即今之山西省长治县的五加科人参。但该地区的五加科人参亦早已逐渐减少乃至绝种，后人多选择代替品。笔者临床使用竹叶石膏汤时，对其中的人参，不用或少用今之潞党参，多代以西洋参。西洋参主产于美国、加拿大，我国部分地区也有栽培，为五加科植物西洋参的干燥根，功能补气养阴、清热生津，同属五加科，与全方主治方向吻合，效用亦佳。

【 验案解构 】

寸某，女，48岁，2015年3月21日初诊。全身关节剧烈疼痛1个月余。患者在某县菜市场从事蔬菜批发和零售工作15年之久，常触冷水，加之该县冬季气温严寒，日久渐见关节疼痛，但均不在意。1个月前全身关节疼痛剧烈难忍，几近瘫痪，就近在该县中医院检查，示类风湿因子：142。因属家中亲人，拒绝西医住院治疗而来诊。刻诊：全身关节疼痛剧烈难忍，行走、下蹲起身困难，双手上抬至诊桌均感吃力万分，自述近月余消瘦近20余斤，伴乏力、出汗，口干口渴，每隔数分钟便渴饮，民俗所说的"舌不生水"，舌痛，舌体溃烂，纳眠差，二便尚可，舌质深红，无苔，遍布裂纹，脉细数无力。

六经辨证思维及诊治

渴饮，舌痛，舌体溃烂，消瘦，为阳明病，里热伤津，机体失养。

乏力，出汗，口干口渴，纳差，舌质深红，无苔，遍布裂纹，脉细数无力，为太阴病，气津两虚。

四诊合参，共为阳明太阴合病，证属气津两虚，里热伤阴，机体失养。处以竹叶石膏汤合二至丸加味：竹叶10g，麦冬45g，半夏12g，生石膏45g，西洋参15g，怀山药20g，炙甘草6g，女贞子30g，墨旱莲30g，仙鹤草45g，没药10g，乌梅30g，山萸肉30g，10剂，水煎服，2日服一剂。

2015年4月12日二诊，药后疼痛无明显缓解，亦无明显加重，但乏力稍减，继拟10剂。后每按此方加减出入，2日一剂，从未间断服药至100余剂时，关节疼痛、出汗、口燥渴等方始渐轻，但舌体舌质一直未改变。转方四神煎合二至丸又服100余剂，从开始之举步维艰、手上抬难至诊桌，到现在行走如常，双手已能负重四五十斤物体，最重要的是舌深红转至淡红，舌干无苔、无水分转至舌润有少许薄苔，体重回升。2017年间断服药，正常过冬，重新回归正常生活。

按：根据患者初诊时症状，从西医角度，当考虑干燥综合征合并类风湿关节炎。但患者限于经济条件，未再作进一步检查。而从病因病机看，患者虽有风寒湿外袭合而成痹的典型发病特点，但就整体状况尤其是舌质舌体而言，也不符合教科书上有关"痹证"的证治分型，更无法直接使用含麻、桂、附的方剂来治疗。因此，摒弃病名，结合中医辨证论治和整体观念，选择竹叶石膏汤合二至丸为主方，从本治之而获效。当然，本案取效的主因还在于，一是患者为家中亲人，开始即选择纯中医治疗，未经西药止痛剂和激素重伤胃气，否则药食难入，后果堪忧。同时，服药的前半年内几无大效，但一直坚持。如换作其他患者，不说上百剂，仅数剂之后无功，早更换他医而去。二是患者服药依从性与毅力之好，实属少见，前后200余剂中药，2日一剂，从未间断。后也因为此例患者的上佳疗效，该县菜市场附近计有40多例类风湿患者先后闻讯来诊。

中医在古代又叫铃医，时常在风雨中穿巷而来，又离街而去，是天然的执业者。

如果其中叙事无所偏倚，那么，扒开画皮，许多所谓的大师，所谓的德艺，也就是一段枯骨。中医不是靠胡子和年龄看病，特别是知识陈旧，甚至一开始就是错误的，这样的老中医，即便已是骨灰级别也没多少意思。真正的中医在于不断学习和更新，特别是当发现自身不足时能及时学习和认真自审，从而将再次发生错误的机率规避到最小。

经方大师胡希恕先生一生只发过一篇文章，对许多问题的回应多是"还没想好"。另一位让众人敬仰的北京中医药大学的宋孝志先生，生前除了一些期刊论文外，也无专著铭世。当下，表面繁荣昌茂，实则虚火上浮的论文、论著乱象，有点类似尚未步入婚姻生活，不知油盐柴米味的热恋男女一样，彼此惯常于缺乏严谨的：胡乱表白。

谁也无法一统江湖，在别人眼中不合理，甚至屡遭批判的其他流派还是一直有人在研习，且实际临证也不含糊，各有各的招。对此，最好的态度就是：尊重，接纳，共享，汲取。除了众所周知的名家外，尚有藏龙卧虎于民间的诸多高人，尊经不泥古之下，亦多有发挥和阐释，一样追随者甚众。实际上，中医的许多东西，特别是仲圣多言其证、少言其理的伤寒，真切的临证感觉就象黄仕沛先生所说的："昨是而今非，特别是经过一段时间再回望，虽不一定全盘否定，但至少就有可以商榷的地方。"当然也只有这样，理论和临证才会有活力，自身也才会有不断进步之源。

即便中医的各门各派真能一统江湖，归结到某一研习者的个体，限于基础、智慧、认知等，这种所谓的江湖依旧五花八门，这是中医永恒的硬伤，且无药可治。不过，这种硬伤有时也能结出奇异的果实，充满思辨的哲学。

经方之用，异中求同，同中求异，所谓大家和高明之士，其实也就在善辨方寸之异。四两拨千斤的清灵，摘叶飞花般的神韵。有时，当偏执于某法而计穷时，水火不容的寒温，也可成为彼此的出口和光明的福音。

没有一劳永逸的专方、验方，更没有神方。人体多合病，合病必用合方。能支撑娴熟运用的背后，必须建立在对经典的通透之上。

大凡真材实料的中医，皆擅用虎狼之药。

中医一直被外界界定为慢郎中，实际上却能在各适宜的危急重症领域大有作为。至少在提高临床有效率、治愈率和存活率，以及缩短疗程等方面，效果确切。

教科书在大多数人的概念中应该是最高水准的体现，但中医的教科书恰恰不是。据说一位伤寒界的大家在给其弟子授课时，首先要其丢掉的就是教科书，用个人的小灶，这也是目前许多名家的主流做法。妄图用教科书改善临床技能的想法是幼稚的，因为再全的教科书也不可能涵盖人体复杂的全部状况。再说教科书其实也就类同一剂清汤寡水的调料，南北皆合，东西皆通，但又说不出有让人多喜欢的特质。

所谓的师徒缘份，也如经方一样讲究"方证对应"。如果相互不对路，即便得拜国医大师门下，最终也只能攀附皮毛而徒有虚名，于真正的学术则不会有寸进之功。学中医，即便身在荒野偏郊，一个人也能成就自身的江湖，无非是一个"勤"字和一个"德"字。至于"非天资聪颖者不能学医"的古训，一直不敢苟同。因为在我看来，现代人不是不聪明，相反，恰恰是在许多方面聪明过了头，总让人感觉有所缺失，诸如对清苦的谨守，对枯燥的韧持，对寂寞的耐度等。

对于自学中医者，临证实践的匮乏是永难弥补的硬伤。而对于所有的中医而言，没有经历中西医危急重症的洗礼与相关理论实践的圆融，而仅凭三根指头打天下，也无疑是最致命的硬伤，无关学历及职称高低，也并非多读万卷医书就能补缺。

这些年，不断听到各地的患者抱怨："在自己的本地找一位好中医实在不容易。"其实并不奇怪，因为在一片"欣欣繁荣"的景象背后，真正用中医思维看病的，算起来原本就没多少人。

世间有许多疾病，永难达到治疗的预期愿景。无论是年轻的，还是资深的中医，如没有经历过的，一有机会，都应该多亲历一下每年因乌头碱和药物中毒抢救的悲烈现场。因为对于医者，理论和现实的差距，永远都有一条鲜活的生命横亘其间。

参加工作以来，因为兼职麻醉、心电图，以及后来担任业务副院长、院长的缘故，一直"利用工作和职务之便"，始终冲在急诊急救第一线，中、西医知识也在各种纷繁复杂的临床实践中不断丰熟。笃定只搞纯中医的前几天，妻将所有的手术器械仔细拭擦、晾干、上油，然后再封存好。现今，一切犹如马放南山，刀剑入库。

一直多谈中医自娱，而少言现代医学。实际上，看得懂一份完整的体检报告，以及能初步分析病患日常所附的心电图、X线、CT等各种常见异常状况，并给患者合理解释和制订相应防治方案，以及娴熟运用西医学手段处理临床常见病、多发病，应是现代中医的标配。在各省中医药法开明的辖区，如有机会运用西医学知识亲临危急重症一线，见证生死喜悦与悲愁，对进一步精研传统医学和在实践中具体运用纯中医不仅没有妨碍，甚至反而会更有裨益。中医的诸多经方，传说中最早是由厨师发明的，在中西医学日新月异的今天，现代中医除下得了厨房，还应能上得了厅堂。

中西医都有各自的短板，不能动不动就取消中医或西医。中医不能仅凭三根指头、一个枕头打天下，西医也不能什么都用"三素"和手术刀一切了之。目前的水准，中西医结合根本无法找到最佳契合点，说凑合有点过，但说中西医配合大抵还比较恰当。

西医微观，中医宏观。所谓宏观，说白了也就是粗和糙，还有浮华、玄乎其玄的成分，这是由来已久的共识。但真正的中医既不粗，也不糙，更不玄。如果到了现代科学高度发展的今天，还有粗、糙、玄、浮华的东西存在，那么，怪只怪我们没有去粗存精的本领。

中医的粗糙在于习者良莠不齐，标准难于统一，其精细之处则在于始终注重个体的辨证论治。而西医的粗糙则是过于标准的客观，因为有时过于标准、过于客观，进而模式化，忽略个体的差异，其实也是一种粗糙，而其精细之处则不言而喻。

放眼当下，即便是国医大师的终末时分，多半也都是在西医院中度过。中西医学主客观的优劣，只有深入，方能让人平心静气地获得彼此的尊重，否则，多半只能是让微末之光，纷然成了障目之叶。

学西医从新，学中医从根。

得益于此前一直从事基层急诊急救、麻醉、心电图等工作和几乎遍历临床内、外、妇、儿、皮肤各科的根底，大抵可以从容和缓地把握临床各种常见病、多发病，以及危急重症的中西医证治方向。

这些年，纯中医治疗，两根小小的银针，在各类绞痛病人身上，甚至比在医院中经常使用的度冷丁、芬太尼等麻醉药品还要有更快捷的镇痛效果。多次感冒咳嗽，历经最好、最佳、抗菌谱适合的抗生素迭加使用无效，仅用五六味中药便解决了疾患。

冠心病、脑梗死、脑囊虫病、癫痫、痛风、甲状腺炎、乳腺炎、月经不调、颈肩腰腿疼痛等各科疾病，用纯中药调理，效果显著的病例信手拈来。即便是慢性肾炎、肾病综合征，甚至肿瘤患者，亦取得一定疗效。想想，中医其实不仅能治疗慢性病，其实在急诊和大病的治疗上也同样可以大有作为，仅需要中医医务工作者静下心来，多读书，多临证，多变通，以及勤思索，舍此则无捷径可走。而我，也在这样的心境之下，慢慢地听到三指之下有如曼妙的音乐，不时传递着患者的病迅。

传统认为中医不传之秘在于量，于我而言，其实是辨证的细微过程。《伤寒》六经方证是一把标尺，能让人读懂医案的真伪，即便是名家也无所遁形。

如果将一本厚书读薄，是进阶必不可少的起始。那么如何将一本薄书再去读厚，则是自身拔高必备的元素。

看病和人生大抵一样，基本都是厚积薄发的一个过程。其中，厚积是永恒的主题，有了这样的堆垒和积淀，薄发之时会疾如闪电，艳若烟花。当然，这一切同样也需要消耗富足无扰、心静如水的时间，以及砥砺精勤不倦的韧性，方能抵达类似的高度与深度。

积淀之美，可以声若洪钟，亦可寂然不语。

香港前财政司长梁锦松说：有多少风流，便有多少折坠。小小的诊桌其实就是社会百态的浓缩和集焦，在很大程度上能折射出良知的尺度，道德的底线，以及在面对责任和困难时，我们的担当与退却。

学问与临证功夫做到精深处，当如花开而无语，足履而触实。

跋

药石有灵性，方证有源头。

寒、温、时、验方之间，因药证与方证的相连，更有中医药深厚的根髓作为基底，彼此可以沟通，可以对话，而无须势若水火，厚此薄彼。

但要获得彼此的尊重，唯一和最佳的方式便是真正而彻底地嵌入对方的世界，而非漂浮浅学，虚指妄议。诸方之间亦然。

无法逐一而又很深地介入与拓展，只能粹选其中一二。

好在，万法和万变皆不离其宗。

好在，经旨早云：知其要也，一言而终；不知其要，流散无穷。

对于寒、温、时、验诸方，互换而言，其理亦通。

徐凤新

2018 年 7 月